Morphological Diagnosis of Humoral Cells

体液细胞形态诊断学
光镜 & 电镜

主 审 吴 茅 徐 勇
主 编 顾大勇 王 莹

中国科学技术出版社
·北 京·

图书在版编目（CIP）数据

体液细胞形态诊断学．光镜 & 电镜 / 顾大勇，王莹主编 . — 北京 : 中国科学技术出版社，2023.3
ISBN 978-7-5236-0024-5

Ⅰ . ①体… Ⅱ . ①顾… ②王… Ⅲ . ①体液—细胞诊断 Ⅳ . ① R446.8

中国国家版本馆 CIP 数据核字 (2023) 第 035981 号

策划编辑	靳　婷　焦健姿
责任编辑	靳　婷
文字编辑	弥子雯
装帧设计	佳木水轩
责任印制	徐　飞

出　　版	中国科学技术出版社
发　　行	中国科学技术出版社有限公司发行部
地　　址	北京市海淀区中关村南大街 16 号
邮　　编	100081
发行电话	010-62173865
传　　真	010-62179148
网　　址	http://www.cspbooks.com.cn

开　　本	889mm×1194mm　1/16
字　　数	193 千字
印　　张	14
版　　次	2023 年 3 月第 1 版
印　　次	2023 年 3 月第 1 次印刷
印　　刷	北京盛通印刷股份有限公司
书　　号	ISBN 978-7-5236-0024-5/R·2987
定　　价	188.00 元

编者名单

主　审　吴　茅　浙江省人民医院

　　　　　徐　勇　深圳市第三人民医院

主　编　顾大勇　深圳市第二人民医院

　　　　　王　莹　深圳市第二人民医院

副主编　周玉利　浙江大学医学院附属杭州市第一人民医院

　　　　　茹进伟　乐昌市人民医院

　　　　　黎军英　浙江大学

　　　　　陆晓雅　浙江省人民医院

　　　　　曹　喻　遵义医科大学附属医院

　　　　　李延武　深圳市第二人民医院

　　　　　丁芳林　深圳市第二人民医院

编　者（以姓氏笔画为序）

　　　　　卢　毓　嘉兴市第一医院

　　　　　邱庆华　攀枝花市中西医结合医院

　　　　　张　博　陆军第八十三集团军医院

　　　　　郑立恒　河北省胸科医院

　　　　　楼洪萍　杭州师范大学附属医院

内容提要

电镜在体液细胞形态学中的应用弥补了常规检查对细节认知的不足，对肿瘤及疑难病例的诊断与鉴别具有非常重要的作用。编者从基础细胞生物学入手，分析了电镜下的细胞结构及形态特征，与其在光镜下的形态进行对比，建立起光镜与电镜形态的联系；通过真实病例分析异常细胞光镜与电镜的对比特征，根据电镜下细胞器及结构特点来阐释光镜下形态特征发生变化的原因，帮助检验科医生透过现象看本质，轻松理解形态特征的变化。本书阐释简洁、图片丰富，采用光镜与电镜对比的形式，细致介绍了体液细胞形态学的相关知识，对体液细胞超微结构的认知极具参考价值，可供广大临床检验医学相关从业者和大学院校师生阅读参考。

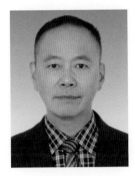

吴 茅

执业医师，主任技师（三级教授岗），杭州医学院临床检验基础教研室副主任，杭州医学院教授，浙江省人民医院检验中心细胞学实验室前主任。艾迪康医学检验中心首席细胞形态学专家，君安医学细胞平台管委会主任委员，国家职业教学教育指导委员会检验分会委员，长三角形态诊断联盟专家委员会委员，中国装备学会临床检验专业学组委员及浙江省医师学会检验分会委员。主要从事骨髓血液细胞、浆膜腔积液等体液细胞及细针穿刺细胞学检验技术与实验诊断。创建了微信公众号"吴茅说细胞"，组建了"君安医学细胞平台"。主持并获得科技成果5项，其中浙江省医药卫生科技创新二等奖3项、三等奖1项、浙江省科技进步三等奖1项。主编及主审图书各5种，副主编高校教材3种，主持中国专家共识的编写与制订3篇，发表学术论文40余篇。

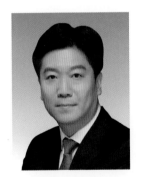

徐 勇

医学博士，澳大利亚 Flinders 大学医院管理学硕士（MHA），主任技师（正高二级）。深圳市第三人民医院党委书记，深圳市医学检验分子诊断重点实验室主任。中国科学院深圳先进院博士生导师、深圳大学硕士生导师、南方科技大学硕士生导师、暨南大学硕士生导师。深圳市医学会整合医学专业委员会主任委员，深圳市医院管理者协会副会长及运营与评价专委会主任委员，深圳市医学会常务理事。中国医院管理杂志编委、编委会副理事长，《现代医院管理杂志》编委。作为承担人主持国家重点研发计划项目课题任务子课题、深圳市科创委重点实验室组建项目，并完成了广东省卫生厅科研课题2项，深圳市科技局科研课题6项，深圳市科创委课题1项，参与省重点攻关课题1项，深圳市重点科研项目1项。在国内外高水平期刊发表SCI收载论文70多篇，培养硕士研究生6名，参编外文论著1部，授权国家发明专利2项。

主编简介

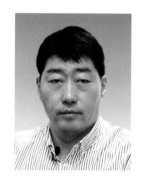

顾大勇

医学博士，主任医师。深圳市高层次科技领军人才。中国检验检测学会常务理事，全国生化检测标准化技术委员会委员（SAC/TC387），中国医促会基层检验技术标准化分会常务委员，广东省热带医学学会副理事长，广东省生物医学工程学会传感技术分会副主任委员，广东省医师协会检验医师分会常务委员，广东省医学会检验医学分会委员，深圳市医学会检验医学分会副主任委员，深圳市医师协会检验医师分会副会长，深圳市医院管理者协会整合医学专委会副主任委员。从事临床实验诊断学相关临床及科研工作 30 余年，主持国家重点研发计划课题、国家自然科学基金课题及省市级科研课题 30 余项，获批 PCT专利及发明专利 30 余项，获省部级科学技术奖项 6 项，发布国家标准及行业标准 12 项，发表论文 100 余篇（SCI 收载论文 40 余篇），主编主译专著 3 部。

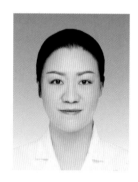

王 莹

副主任技师、医师，毕业于第三军医大学医学检验系，就职于深圳市第二人民医院检验科，从事检验医学 20 年，有丰富的临床经验。深圳大学实验诊断学大课讲师，执教 11 年。广东省医学会检验医学分会临检学组委员会委员，深圳市视光学会神经眼科学专业委员会委员，广东省保健协会检验分会委员。热爱形态学事业，曾多次进修学习形态学，2011 年到北京大学深圳医院进修遗传学，2016 年到中国医学科学院血液病医院进修血液病形态、组化、凝血及溶血，2021 年到浙江省人民医院进修体液细胞形态学。曾 8 次在全国及省、市级形态学比赛中获奖，参与课题多项，以第一发明人申请发明专利 21 项，主编及参编著作 3 部，发表文章多篇。

序

　　《体液细胞形态诊断学：光镜＆电镜》的出版出乎我的意料，这是一项临床基础工作。本书的创作灵感来源于王莹主编在浙江省人民医院进修期间，受翻译国外形态学图谱的启发，希望体液细胞形态学也能有一部光镜与电镜对比的图谱。我听了她的想法后也很兴奋，这将填补国内体液细胞形态学的一项空白，能帮助同行们认识细胞超微结构，更多地探索细胞奥妙，为此编写一套这类题材的著作确实很有必要。但是，电镜标本的处理和拍摄需要很多经费，在顾大勇教授（深圳市第二医院检验科主任）的大力支持、资助和指导下，项目组顺利启动了该计划。

　　团队用6个多月的时间精心寻找各类标本，并联合几位进修生与杭州周边医院的临床检验老师共同收集，在浙江大学农生环测试中心电镜实验室黎军英博士的大力协助下，终于完成了110多个病例电镜标本的制片和拍摄工作。项目组的成员在进修学习、繁忙的工作之余，不仅要在电镜室完成制片、观察和细胞类别的鉴定，还要及时查阅文献和整理图片及文字资料，付出了巨大的努力，他们的执着与实干精神令我感动。

　　《体液细胞形态诊断学：光镜＆电镜》是一部很好的诊断工具书。在本书出版之前尚未听闻电镜体液细胞形态学方面的开发应用。本书的出版为基础体液细胞形态学增添了一道学术"盛宴"，使我们对体液细胞超微结构的认知更加深入，相信此书一定能得到广大检验人员和医学院校师生的喜欢。

浙江省人民医院　

（吴　茅）

前　言

电镜在体液细胞形态学中的应用弥补了常规检查对细节认知的不足，对肿瘤诊断及疑难病例诊断和分析有着重要的作用。目前，国内外电镜实验通常用于病理组织的研究，关于体液细胞电镜方面的研究比较少见，有关血液细胞的电镜研究也非常少，因此我们希望编写这样一部采用光镜与电镜对比形式介绍体液细胞形态学的专著。

我们收集了多个医学中心的病例，进行了相关形态学的研究；查阅了大量资料，历时2年才完成本书的编写。本书因资料来源众多，可能会出现错漏或不当之处，还请广大同仁批评指正，同时帮助我们学习改进。

感谢在本书编写过程中一直给予我们大力支持和帮助的吴茅教授、浙江大学农生环测试中心电镜实验室的黎军英教授及王伟兰老师，感谢浙江省人民医院、浙江大学医学院附属杭州市第一人民医院、杭州师范大学附属医院等提供标本及病例的支持，感谢浙江大学医学院附属杭州市第一人民医院周玉利教授、浙江省人民医院的陆晓雅博士、嘉兴市第一医院的卢毓老师、遵义医科大学附属医院的曹喻教授、攀枝花市中西医结合医院的邱庆华老师、杭州师范大学附属医院的楼洪萍教授等在实验操作中给予的支持，感谢乐昌市人民医院茹进伟教授辛苦绘制示意图及审校修改稿件，感谢深圳市第二人民医院检验科顾大勇主任的大力支持。正是大家的团结一心、共同努力，才成就了本书的出版。

"不积跬步，无以至千里。"希望本书的出版能够起到抛砖引玉的作用，吸引更多的形态学专家加入进来，让电镜形态学更丰富、更立体，为形态学诊断增添新的视角，也为促进国内形态学发展贡献力量。

深圳市第二人民医院

（王　莹）

目　录

第1章　概述

一、细胞显微技术的发展

细胞是生命的基本单位，特别微小，肉眼无法直接观察。17世纪，显微镜的发明才使观察细胞成为可能。光学显微镜（light microscope）是用可见光通过光学放大系统（目镜与物镜）将物体放大若干倍后进行观察，可以直接用于观察单细胞生物或体外细胞培养，也可观察经过固定染色后的细胞结构和形态，分辨率可达到0.2μm，远比肉眼的分辨率0.2mm要细微，而且使用方便，是目前使用最广泛的显微观察设备。目前除了常用的普通光学显微镜以外，还有很多观察方法不同的光学显微镜，如相差显微镜（可区分密度不同的区域）、微分干涉显微镜（可观察活细胞颗粒及细胞器的运动）、荧光显微镜（便于识别不同荧光标记的蛋白及其组成的组织结构）、激光扫描共焦显微镜（用于亚细胞结构与组分的定位及动态变化等方面）和超分辨率显微术（包括全内反射荧光显微术、基于单分子成像技术的PALM/STORM方法、4π和STED显微术和结构照明显微术）。

由于光波波长的限制，光学显微镜（简称光镜）的分辨率难以进一步提高，细胞的一些结构和形态无法更好地鉴别和分析，借助分辨率更高的电子显微镜（electron microscope，EM，简称电镜）可以观察到细胞内部的超微结构。在精准医疗的背景下，借助电镜来鉴别细胞成为一种需要和趋势。希望本书能起到抛砖引玉的作用，呈现电镜在细胞形态学中的意义和临床应用，一起探讨和发掘电镜在实际应用中更广阔的空间。

（一）电子显微镜与光学显微镜的区别

电子显微镜使用比可见光短得多的电子束作为光源，其波长一般情况下小于0.1nm。光源差异决定了电镜与光镜存在着一系列的不同，电镜分辨率可达0.2nm，放大倍数为10^6倍。电子显微镜使用的是波长为0.01～0.09nm的电子束做光源，透镜是电磁透镜，要求在真空环境下，利用样品对电子散射和透射形成明暗反差，通过感光胶片或CCD相机记录下来（图1-1）。

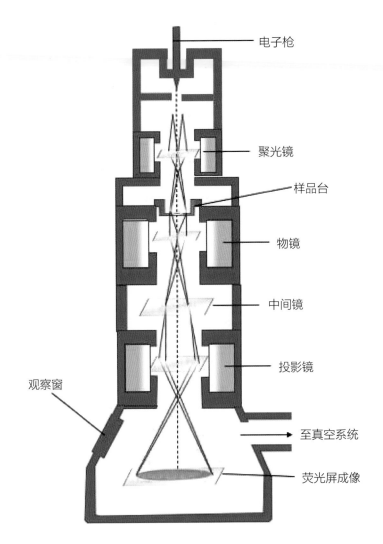

电子枪

聚光镜

样品台

物镜

中间镜

投影镜

观察窗

至真空系统

荧光屏成像

▲ 图 1-1 电子显微镜的基本结构及成像原理

（二）电镜样品的制备

电子显微镜标本需要进行制备以满足拍摄的需要，可能使用到的技术有超薄切片技术、负染色技术、冷冻蚀刻技术、三维重构与低温电镜技术及扫描电镜技术。目前，我们用得最多的是透射电镜（TM）和扫描电镜（SM），透射电镜技术需要将标本固定、染色、包埋及切片后制成超薄切片在透射电镜下观察细胞内部的超微结构；而扫描电镜则是固定、染色后直接观察。标本固定一般是用戊二醛和四氧化锇（OsO_4，常称为锇酸），染色剂为重金属，锇酸染脂质，柠檬酸铅染蛋白，乙酸双氧铀用来染核酸，当电子束穿过样品的时候，金属离子不同程度地散射和吸收电子，从而形成明暗差别，因此电镜下的图片颜色是黑白的。扫描电镜的标本只需要固定和染色，成像具有强烈的立体感，可以观察细胞外部的立体结构。

二、细胞超微结构

普通光镜下，细胞染色后只能看到细胞膜、细胞质、细胞核、核仁及胞质内不同大小及颜色的颗粒和包含体，不能观察膜的结构、细胞器及包含体的具体内容。在临床诊断中，对于十分相似的细胞，识别它们存在困难，而电镜是与免疫组化并列的确诊手段之一，它从另一个角度观察细胞，可以提高诊断的能力及水平。目前，电子显微镜技术虽然在科研领域应用十分广泛，但在临床辅助诊断方面涉及较少，血液病学超微结构图谱也较少，体液细胞学领域还没有找到相关资料，希望本书能拓展一个新的领域，更好地辅助临床诊断。

首先介绍细胞的超微结构，便于大家理解和分析电镜下不同状态细胞形态上的差异（图 1-2）。

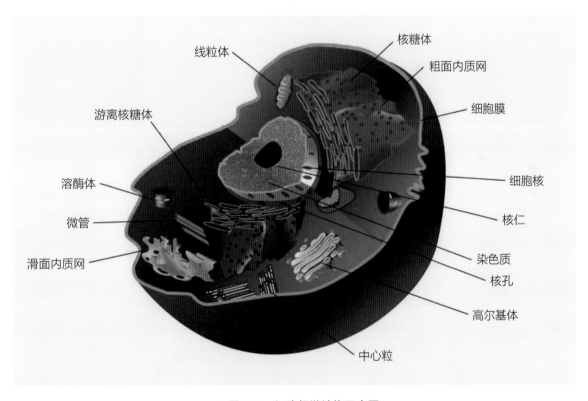

▲ 图 1-2 细胞超微结构示意图

（一）细胞质膜

细胞质膜（plasma membrane）曾称为细胞膜（cell membrane），指的是围绕细胞的最外层，由脂质、蛋白质和糖类组成的生物膜。细胞质膜作为界膜，在维护细胞的相对稳定、细胞间物质及能量的运输、转换及信息传递等方面都起到了非常重要的作用，同时与细胞内膜系统（internal membrane，各种细胞器的膜）统称为生物膜（biomembrane）。

胞吞作用（图1-3）可分为吞噬作用（phagocytosis）和胞饮作用（pinocytosis）。通常，吞噬作用形成的吞噬泡直径大于250nm，胞饮作用形成的胞饮泡直径小于150nm。所有真核细胞都能通过胞饮作用连续摄入溶液及可溶性分子，而吞噬作用往往发生于一些特化的吞噬细胞（如巨噬细胞）。吞噬作用是一类特殊的胞吞作用，需要被吞噬物与吞噬细胞表面的受体结合，引起细胞应答反应，是一个信号触发的过程。与吞噬作用不同的是，胞饮作用几乎发生于所有类型的真核细胞中，胞饮作用又分为网格蛋白依赖的胞吞作用、胞膜窖依赖的胞吞作用、大型胞饮作用和非网格蛋白/胞膜窖依赖的胞吞作用（图1-4）。大型胞饮作用与吞噬作用类似，形成的胞吞泡也很大，但两者有明显的差别，如启动大型胞饮作用的受体位于一些类型的细胞表面，而且受体还能启动其他生理功能，如一些受体就是与细胞生长相关的生长因子受体。由此可以解释一些不是巨噬细胞的细胞也可以吞噬后形成包含体，如间皮细胞和肿瘤细胞等。

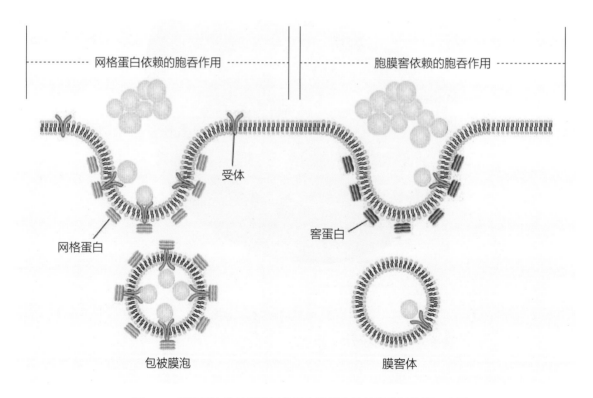

▲ 图 1-3 网格蛋白依赖的胞吞作用和胞膜窖依赖的胞吞作用示意图

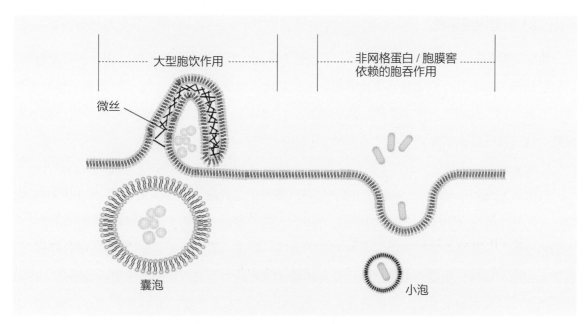

▲ 图 1-4　大型胞饮作用和非网格蛋白/胞膜窖依赖的胞吞作用示意图

　　胞吐作用与胞吞作用相反，是通过分泌泡或其他膜泡与质膜融合将泡膜内物质运出细胞的过程，是细胞间物质交换、信号传递、质膜成分更新及维持细胞生存与生长的必要过程（图 1-5）。肿瘤细胞信息、遗传物质传递与分泌泡也是密不可分的。

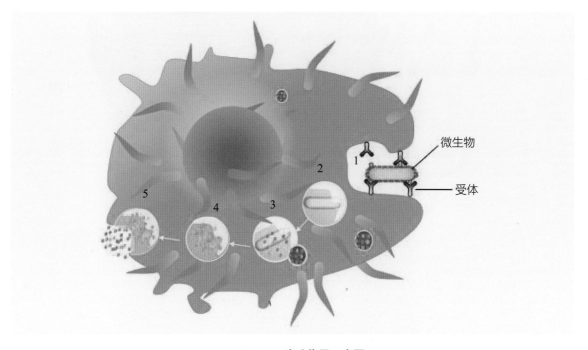

▲ 图 1-5　胞吐作用示意图
1. 结合和吸收；2. 形成吞噬体；3. 吞噬体和溶酶体形成吞噬溶酶体；4. 消化；5. 降解产物的释放

（二）细胞内膜系统

细胞内膜系统（endomembrane system）包括内质网、高尔基体、溶酶体、内体和分泌泡等，它们的结构、功能及起源彼此关联且不断变化，是动态的膜结构体系，每个细胞由于种类和生理功能的不同，其内膜系统的比例、结构和大小差别巨大，分泌型的细胞内质网丰富；肌细胞微管、微丝和线粒体丰富。

1. 内质网

内质网（endoplasmic reticulum，ER）是真核细胞中最普遍且形态多变、适应性较强的细胞器之一（图 1-6）。不同种类细胞内质网差别很大，同一细胞在不同发育时期的结构和功能也在不断地变化。它合成除核酸外的一系列大分子物质，如蛋白质、脂类和糖原。有核糖体附着的被称为粗面内质网，主要合成蛋白质；没有核糖体附着的为滑面内质网，主要合成脂质，在固醇类激素分泌的细胞中多见。内质网在合成功能旺盛的细胞中丰富（图 1-7），而在一些未分化或幼稚细胞中则稀少（如原始、幼稚细胞及未分化肿瘤细胞）。

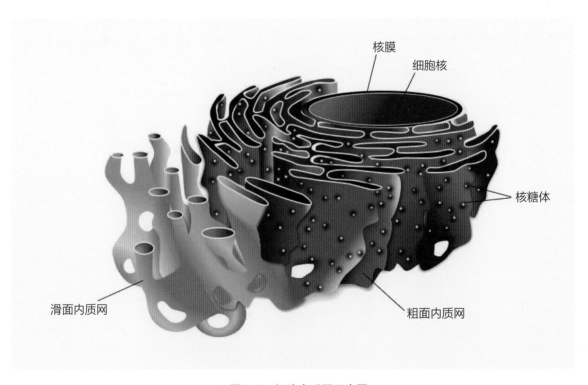

▲ 图 1-6　细胞内质网示意图

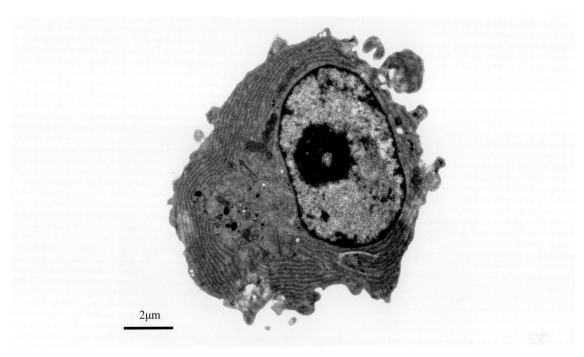

2μm

▲ 图 1-7　多发性骨髓瘤细胞板层状发达的粗面内质网系统（TM，12 000×）

2. 高尔基体

高尔基体（Golgi body）是由大小不一、形态多变的扁平囊泡堆叠而成，不同细胞或同一细胞不同发育阶段，结构有很大不同（图 1-8）。靠近细胞核的一面，扁平囊泡弯曲形成凸面，又叫形成面或顺面；靠近细胞质膜的一面为凹面，又称为成熟面或反面。高尔基体的主要功能是

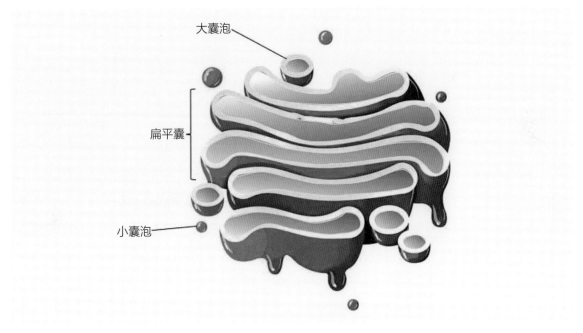

大囊泡

扁平囊

小囊泡

▲ 图 1-8　高尔基体示意图

将内质网合成的各种蛋白质进行加工、分类和包装，运送到特定的部位，形成分泌泡释放到细胞外，同时也合成糖类。在分泌型的细胞中，高尔基体也非常丰富，尤其是此类的肿瘤细胞，格外发达和密集的内膜系统可作为鉴别诊断的依据之一（图 1-9）。

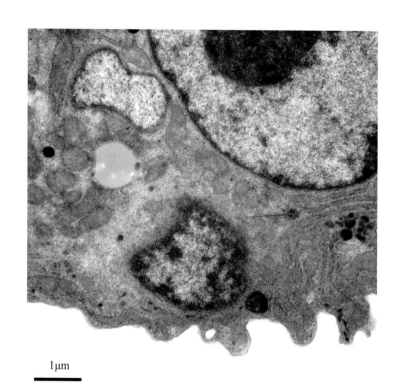

1μm

▲ 图 1-9　多发性骨髓瘤细胞中发达的高尔基体（TM，20 000×）
光镜下瑞特染色不能见到细胞器结构，只可见到核旁淡染区

3. 溶酶体

溶酶体（lysosome，图 1-10）是单层膜围绕、内含多种酸性水解酶类的囊泡状细胞器，其主要功能是将细胞内吞噬的物质（或衰老、破坏的细胞器）溶解并消化，对维持细胞的正常代谢及防御有着重要的作用。它的形态大小根据其包含酶的不同而不同，根据溶酶体生理功能阶段的不同而分为初级溶酶体、次级溶酶体和残质体（图 1-11）。次级溶酶体是初级溶酶体与细胞内自噬泡或异噬泡融合后形成的进行消化的复合体，分别称为自噬溶酶体和异噬溶酶体。次级溶酶体消化后，小分子物质可供细胞再利用，而未能消化的物质残留在溶酶体内称为残质体，可通过胞吐的方式将内容物排出细胞。溶酶体的自噬作用在肿瘤细胞的增殖和转移过程中起到重要的作用，它可以增加肿瘤细胞物质的再利用度以提供其大量增殖所需的物质，还可以回收利用在转移过程中因为流体剪切力而受损的细胞器，为维持细胞内的稳定起到重要的作用。由于遗传缺陷而导致的溶酶体中某种酶的缺乏，会导致对应的底物在细胞内的沉积，如泰 – 萨克斯病，因不能有效降解神经节苷脂 GM_2 而引起溶酶体贮积症。

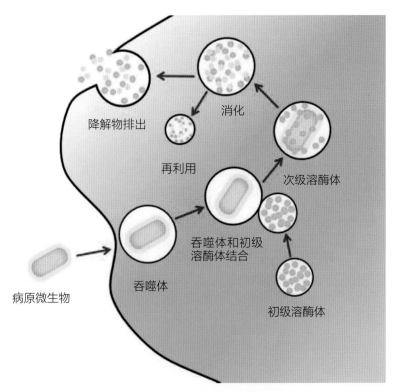

▲ 图 1-10　溶酶体示意图

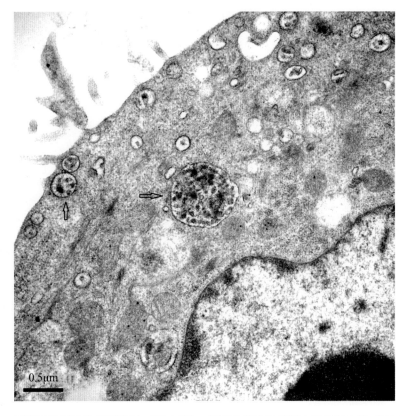

▲ 图 1-11　吞噬了物质的次级溶酶体（空心箭），初级溶酶体通常较小且无内含物（TM，25 000×）

（三）线粒体

线粒体是真核细胞内存在的一类特殊的、由双层膜封闭式包被的细胞器，具有能量产生和转换的功能（图 1-12）。其大小和形态随不同细胞的结构和功能不同而存在较大差异，但基本结构均由内外两层单位膜封闭包裹而成。外膜扁平，起到界膜的作用；内膜向内折叠延伸形成嵴。外膜和内膜之间的空间称为膜间隙，通常宽度稳定。线粒体在合成及代谢旺盛的细胞内可大量出现（图 1-13），也可以作为鉴别肿瘤细胞的一个特征。

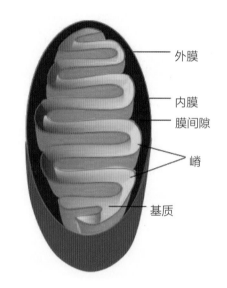

外膜
内膜
膜间隙
嵴
基质

▲ 图 1-12　线粒体示意图

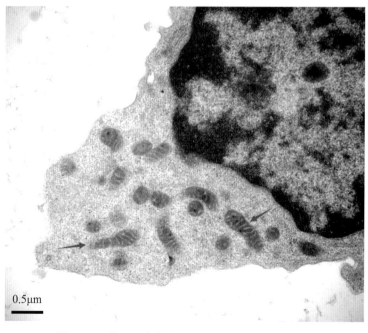

0.5μm

▲ 图 1-13　淋巴细胞中清晰的线粒体（TM，30 000×）

（四）细胞骨架

细胞骨架包括微丝（microfilament，MF）、微管（microtubule，MT）和中间丝（intermediate filament，IF）三种结构（图 1-14），不同细胞、不同细胞周期的结构、比例和分布都不同（图 1-15），是维持细胞形态及细胞运动的基础，在细胞有丝分裂中起到重要的作用。

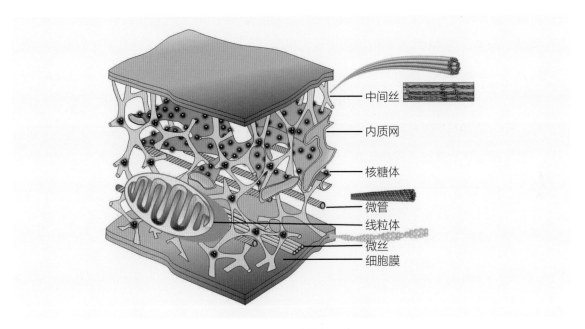

▲ 图 1-14 细胞骨架示意图

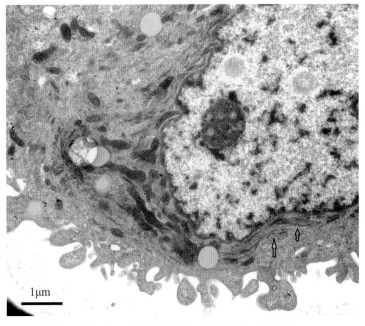

▲ 图 1-15 鳞癌细胞中多而富有层次的细胞骨架结构（空心箭；TM，20 000×）

（五）细胞核与染色质

细胞核是真核细胞内最大、最重要的细胞器，是细胞遗传和代谢的调控中心，是区别于原核细胞的标志之一（图 1-16）。染色质是细胞核的核心成分，是遗传信息储存和表达的载体。细胞核主要由核被膜、核纤层、染色质、核仁及核体组成。核被膜是细胞核与其他细胞器的屏障，也是物质交流的唯一通道。它是由与内质网相连的双层脂膜、核孔及位于双层脂膜内侧的核纤层组成。核纤层除了支撑外层核被膜外，还与细胞核内部的染色质（特别是异染色质）有直接的联系。染色质由 DNA 和组蛋白组成，根据其浓缩程度不同分为常染色质和异染色质，它们的分布与细胞类型、细胞发育状态有关。染色体是染色质的特殊表现形式，染色质复制后形成染色体，然后均匀分配到两个子细胞中。染色质上负责编码 rRNA 的基因转录集中在核仁内进行，核仁是 rRNA 合成和加工及核糖体组装的场所。不同发育程度的细胞染色质聚集程度不同，通常越幼稚的细胞合成越旺盛、常染色质越多、核仁越明显、异染色质越少，在光镜下表现为染色质疏松、细腻，聚集较少，核仁明显，但容易受染色情况干扰，不容易清楚识别，而电镜下可以明显看到常染色质呈浅色，异染色质呈黑色团块，核仁呈黑色圆形或不规则形状，受染色情况干扰较小，容易分辨（图 1-17）。

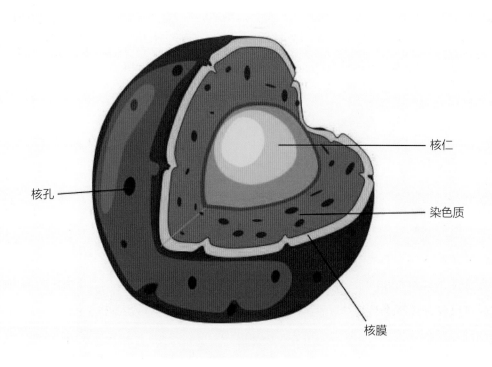

▲ 图 1-16 细胞核示意图

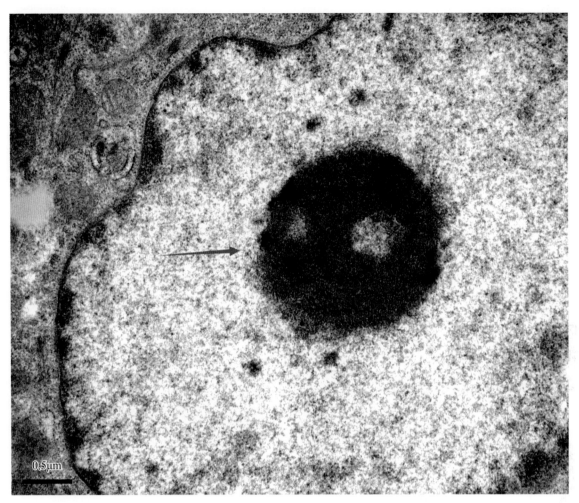

▲ 图 1-17　低分化癌肿瘤细胞大如牛眼的核仁（TM，30 000×）
细胞核几乎全都是常染色质，提示增殖分化非常活跃

（六）核糖体

核糖体（ribosome）是一种不规则的颗粒状结构，主要成分是 RNA 和蛋白质（图 1-18）。很多核糖体附着在内质网的膜表面形成粗面内质网，还有一些核糖体呈游离状态，称为游离核糖体（图 1-19），它们结构和化学成分完全相同，只是合成的蛋白质有所不同。其数量的多少与蛋白合成的旺盛程度呈正相关，数量多时可以达到细胞重量的 40%，饥饿状态的体外培养细胞内可以仅有几百个核糖体，而在培养的 Hela 细胞中核糖体数目可达 $5 \times 10^6 \sim 5 \times 10^7$ 个，染色后细胞颜色会因核糖体增多而变深。作为合成旺盛的指标，肿瘤细胞的核糖体数目明显增多。

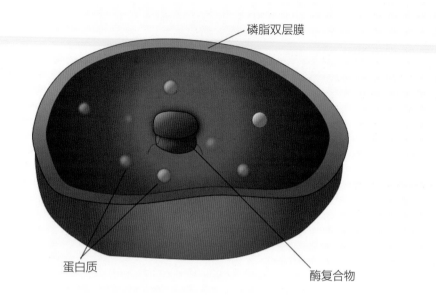

磷脂双层膜

蛋白质

酶复合物

▲ 图 1-18 核糖体示意图

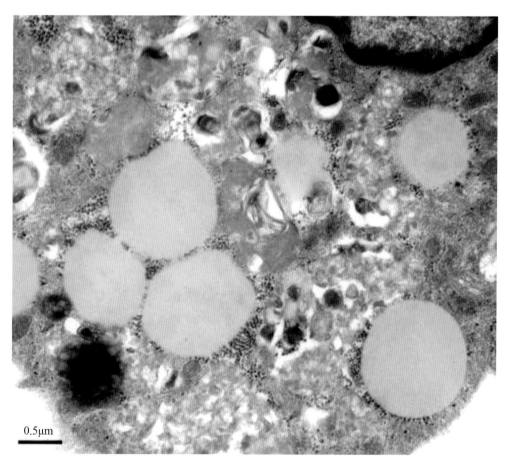

0.5μm

▲ 图 1-19 游离核糖体（TM，25 000×）

游离核糖体数量的多少决定了细胞颜色的深浅，通常在细胞中呈灰黑色，颗粒小不明显，是细胞的底色，图中蓝圈标注，要与成团或散在的深黑色较粗颗粒的糖原相区别

（七）糖原颗粒

糖原（glycogen）是细胞储存葡萄糖的存在形式，PAS 染色时呈红色，电镜下电子密度高、无膜包裹，通常有两种类型，分别为：① β 颗粒，直径 20～30nm，形状不规则，分散存在；② α 颗粒，是 β 颗粒的聚合体，呈花簇状，大小不一。在代谢不旺盛的衰老白细胞中，往往因糖原颗粒不能被消耗掉而沉积，但肿瘤细胞代谢分化及其旺盛，合成大量的糖原，常成堆出现（图 1-20），或散在分布，分化程度高的肿瘤细胞，合成酶类多，糖原合成得多，堆积明显；分化程度低或未分化的肿瘤细胞，由于没有足够多的合成酶类，糖原较少，不容易成堆出现。

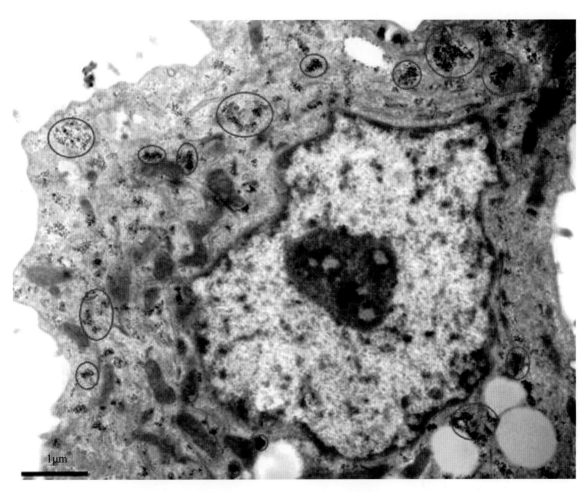

▲ 图 1-20　肿瘤细胞内丰富的成堆的糖原（红圈内；TM，25 000×）

三、体液细胞光镜形态特点

光学显微镜是进行细胞结构研究的基础，是各形态学领域使用最广泛的工具。在光学显微镜下，可以看到细胞的基本结构和形态。体液细胞形态学较血液细胞形态学起步较晚，形态和结构更容易受各种因素影响而变得复杂，难以识别，列举几种常见体液细胞的形态特点，以便理解光镜与电镜结构上的不同。

（一）间皮细胞

间皮细胞是单层扁平上皮细胞，覆于浆膜表面（图 1-21），在炎症或其他病理情况下，脱落到积液中，常见胞吞作用而形成的包含体。其核正圆或椭圆，可见核仁（常为 1 个），胞质的量多少不一，淡蓝或蓝色，可有伪足凸起，与巨噬细胞最明显的区别是核圆形，染色质较巨噬细胞致密，粗颗粒状，常可见明显的核仁。成簇的间皮细胞环绕而成间皮孔（图 1-22），孔中间有粉红色均质状物质，可能是间皮细胞分泌的蛋白质类。核异质的间皮细胞鉴别是难点，光镜下经常无法与肿瘤细胞明确区分开来，但电镜下鉴别相对容易，详细对比介绍见后文。

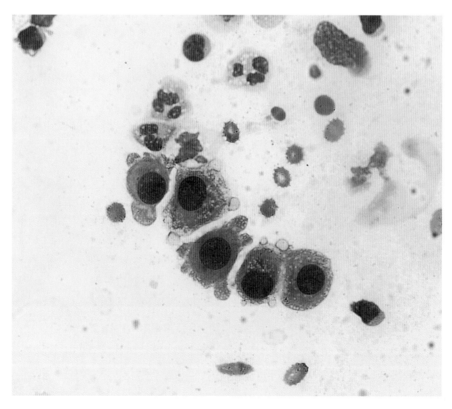

▲ 图 1-21 散在间皮细胞（瑞特 - 吉姆萨染色，1000×）

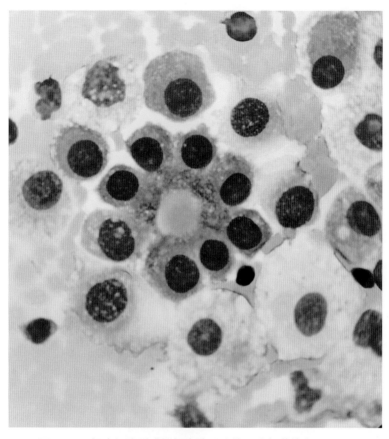

▲ 图 1-22　间皮细胞形成的间皮孔（瑞特 – 吉姆萨染色，1000×）

（二）巨噬细胞

巨噬细胞（图 1-23）常出现在慢性非特异性炎症、急性炎症恢复期、肿瘤、病毒及寄生虫感染等各种浆膜腔积液中，是打扫"战场"的好能手。它来源于单核细胞，具有单核细胞的特征，但体液中的巨噬细胞比单核细胞胞质更不规则，可见吞噬的各种物质，胞质中颗粒明显，胞核中基本看不到核仁。巨噬细胞在肺组织中称为尘细胞（图 1-24），即吞噬了大量进入肺内尘埃颗粒的肺泡巨噬细胞；在肝组织中称为库普弗细胞；在脑组织中为脑小胶质细胞，是神经系统内除神经元外的重要细胞，数量是神经元的 10 倍，有不同种类，主要起代谢、支持、保护、营养、免疫、修复、再生等功能。巨噬细胞所处位置不同而名字不同，吞噬东西不同名字也不同，如尘细胞、含铁血黄素细胞、泡沫细胞等。光镜下巨噬细胞可能很难跟异形淋巴细胞和退化间皮细胞区分，但在电镜下这些细胞是有着本质的不同，更加容易鉴别，下文将专门讲它们的特征及鉴别要点。

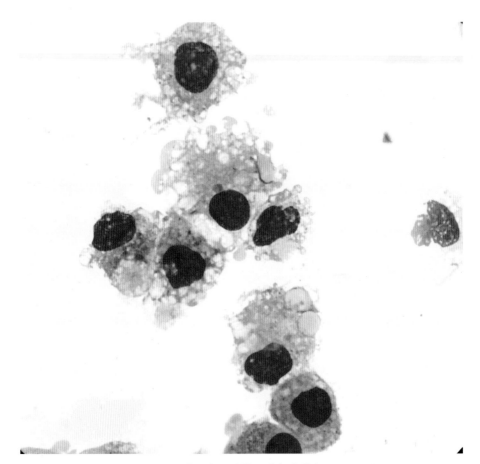

▲ 图 1-23 巨噬细胞（瑞特 – 吉姆萨染色，1000×）

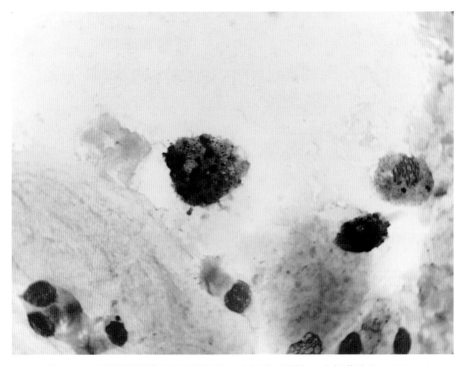

▲ 图 1-24 肺泡灌洗液中的巨噬细胞，尘细胞（瑞特 – 吉姆萨染色，1000×）

（三）中性粒细胞

体液中的中性粒细胞与血液中的一样，结构完整清晰（图 1-25），但是大多数体液中的中性粒细胞由于受体液渗透压和 pH 影响，或者因浸泡时间、脓液中存在微生物等因素，造成中性粒细胞的形态改变（图 1-26），胞质内可见粉红色的中性颗粒，也可见胞质不完整，呈裸核状，可区别于其他细胞。通常在积液里还可以找到各种病原微生物和结晶（如橙色血质结晶、胆固醇结晶、尿酸钠结晶、焦磷酸钙结晶和夏科 – 莱登结晶等）。在电镜下，结晶也是可以观察到的，具体描述见后文。

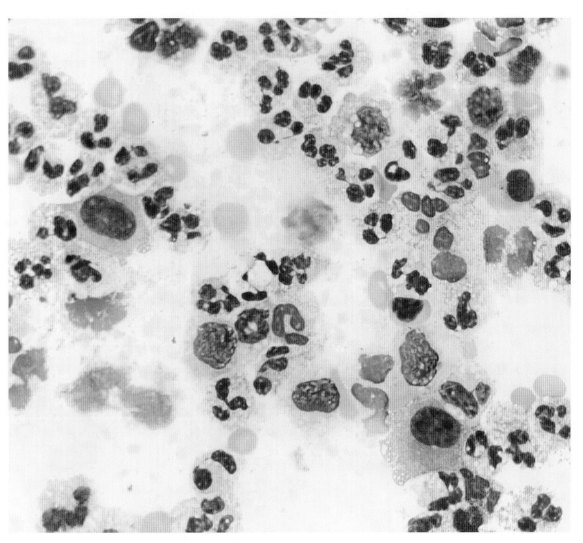

▲ 图 1-25　中性粒细胞（胸腔积液，瑞特 – 吉姆萨染色，1000×）

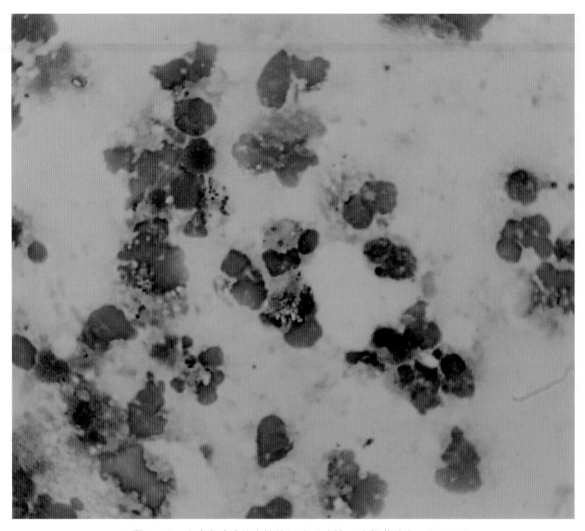

▲ 图 1-26　脓液中破碎的中性粒细胞（瑞特－吉姆萨染色，1000×）

（四）嗜酸性粒细胞和嗜碱性粒细胞

　　嗜酸性粒细胞和嗜碱性粒细胞在变态反应中扮演着重要角色，肿瘤、结核、过敏、穿刺导致的气胸和血胸，以及寄生虫感染等因素均可导致嗜酸性粒细胞增多，同时伴或不伴嗜碱性粒细胞增多。

　　嗜酸性粒细胞极易破碎，当嗜酸性粒细胞增多时，破碎的嗜酸性粒细胞中的嗜酸性颗粒互相融合形成夏科－莱登结晶（图 1-27）。嗜碱性粒细胞可以释放组胺及其他细胞因子，趋化诱导嗜酸性粒细胞增多。理论上讲，到达现场的嗜碱性粒细胞（图 1-28）释放细胞因子诱导更多的嗜酸性粒细胞到达反应部位，存在级联放大效应。

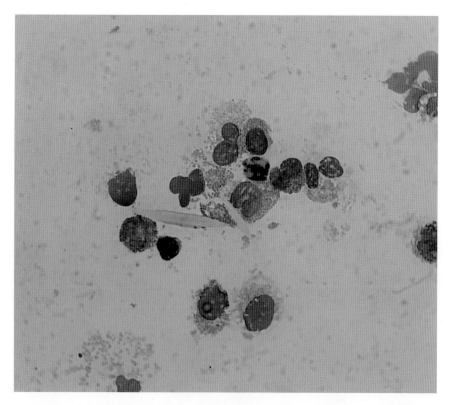

▲ 图 1-27 嗜酸性粒细胞和夏科 – 莱登结晶（瑞特 – 吉姆萨染色，1000×）

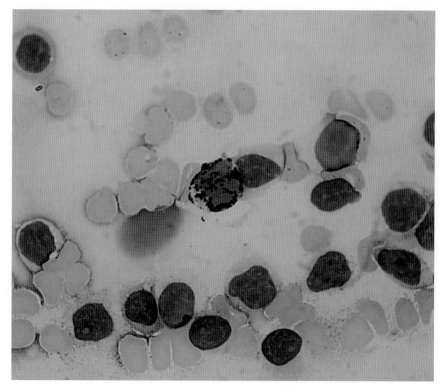

▲ 图 1-28 嗜碱性粒细胞（瑞特 – 吉姆萨染色，1000×）

（五）淋巴细胞

淋巴细胞是浆膜腔积液形态学分析中的常见细胞，正常情况下以静止的小淋巴细胞为主，在病毒、结核杆菌感染，肿瘤或者系统性红斑狼疮等疾病中，可见淋巴细胞增多（图 1-29）。当病毒、结核菌素等强烈刺激下，部分淋巴细胞活化，出现反应性淋巴细胞增多或者出现免疫母细胞（图 1-30）；当大量异常淋巴细胞或者免疫母细胞出现，常常提示淋巴瘤浆膜腔侵犯；结核杆菌感染的积液里还可见大量坏死颗粒，可以提示临床进行结核病相关检查。

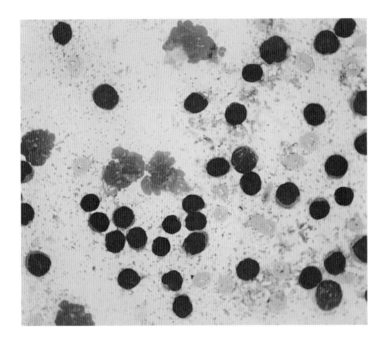

◀ 图 1-29　结核性胸腔积液中淋巴细胞增多（瑞特－吉姆萨染色，1000×）

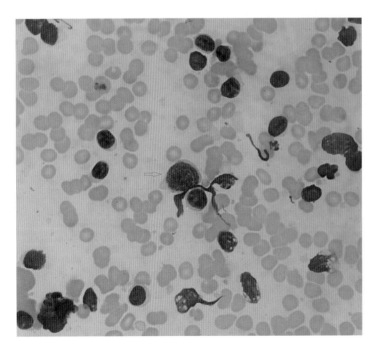

◀ 图 1-30　淋巴结穿刺液中免疫母细胞（瑞特－吉姆萨染色，1000×）

（六）浆细胞

浆细胞核圆、常偏位，胞质较丰富，有明显核周淡染区，电镜下核周淡染区为高尔基体聚集的地方，胞质中粗面内质网发达跟其分泌功能强大密切相关。光镜下，浆细胞、淋巴细胞和间皮细胞不容易区分，浆细胞分泌的免疫球蛋白在胞质边缘呈粉红色；淋巴细胞胞质蓝、清透，颗粒较少；间皮细胞常成堆出现且核圆、核仁易见。电镜下，不同细胞的胞质内细胞器完全不同，核染色质也不同，极易区分，为形态学鉴别提供了良好的依据。

浆细胞增多常分为两种情况，一是良性反应性增多（图1-31和图1-32），二是肿瘤细胞恶性增殖。良性反应性增多的病例常为成熟的浆细胞且是多克隆性的免疫球蛋白增多，在慢性炎症或肿瘤患者中偶见；而肿瘤细胞恶性增殖常见于浆细胞骨髓瘤浆膜腔侵犯，或者浆细胞白血病、淋巴浆细胞性淋巴瘤侵犯，多为单克隆免疫球蛋白增多。

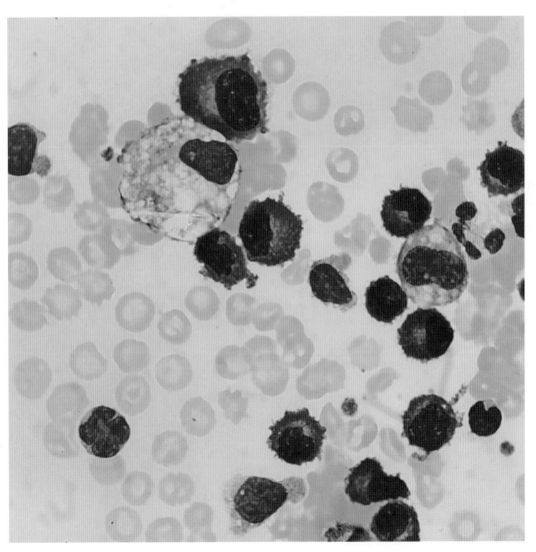

▲ 图 1-31　反应性浆细胞增多（瑞特－吉姆萨染色，1000×）

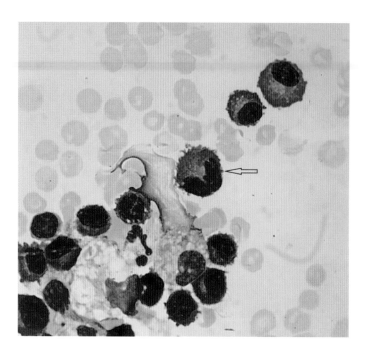

◀ 图1-32 双核的反应性浆细胞（瑞特－吉姆萨染色，1000×）

（七）红细胞

红细胞形态对判断出血状况有重要作用。新鲜出血的红细胞呈双凹圆盘状，形态完整（图1-33），血红蛋白丰富；对陈旧性出血或有消化液存在的标本，红细胞常呈棘形红细胞、破碎红细胞或红细胞影，可见胞体不完整、模糊（图1-34），血红蛋白丢失。在透射电镜下，红细胞由于血红蛋白致密而呈黑色，形态容易识别（图1-35），扫描电镜下则可见完整的红细胞外部形态（图1-36）。

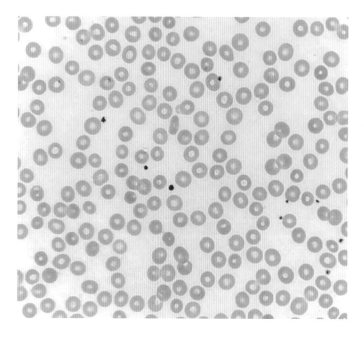

◀ 图1-33 新鲜红细胞（瑞特－吉姆萨染色，1000×）

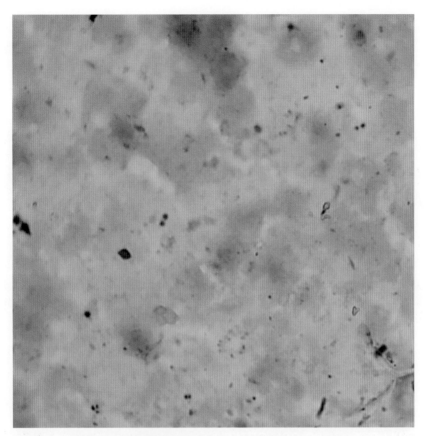

▲ 图 1-34　溶解的红细胞（瑞特 - 吉姆萨染色，1000×）

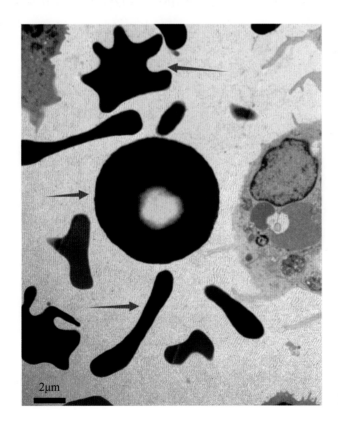

2μm

◀ 图 1-35　红细胞因血红蛋白
致密呈黑色（TM，10 000×）

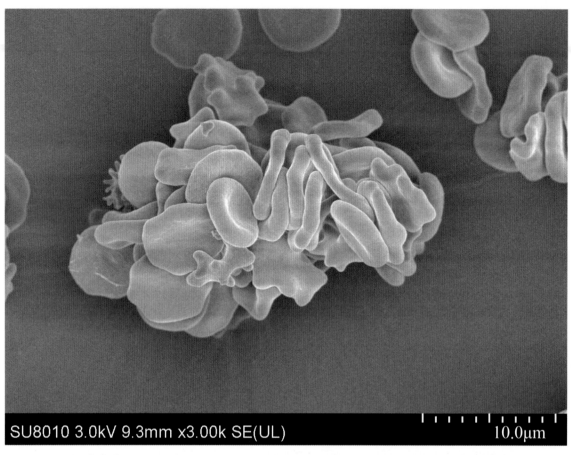

SU8010 3.0kV 9.3mm x3.00k SE(UL)   10.0μm

▲ 图 1-36　扫描电镜下的红细胞团，完整的红细胞呈双凹圆盘状，体液细胞检查易见棘形红细胞及皱缩红细胞

第2章　常见体液细胞的光镜与电镜对比

一、间皮细胞

（一）正常间皮细胞

正常间皮细胞在光镜下（图 2–1）有时候难与巨噬细胞鉴别，电镜下正常间皮细胞核正圆（图 2–2），核膜边缘有一圈异染色质，其余均为常染色质，核仁明显，说明细胞合成功能活跃；胞质不规则，可见伪足和皱褶，胞质内细胞器较丰富，可见包含体、胞饮活跃。巨噬细胞的核多不规则，异染色质较多，没有核仁或核仁较小，胞质边缘伪足细长，不同于间皮细胞伪足钝圆皱褶。正常间皮细胞游离核糖体较少，胞质颜色较浅，线粒体和内质网量较少，核异质间皮细胞也是如此，因此可区分间皮细胞与肿瘤细胞。

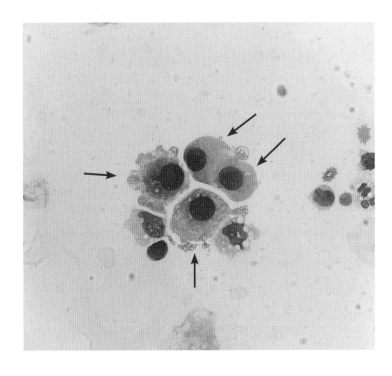

◀ 图 2–1　间皮细胞（瑞特 – 吉姆萨染色，1000×）

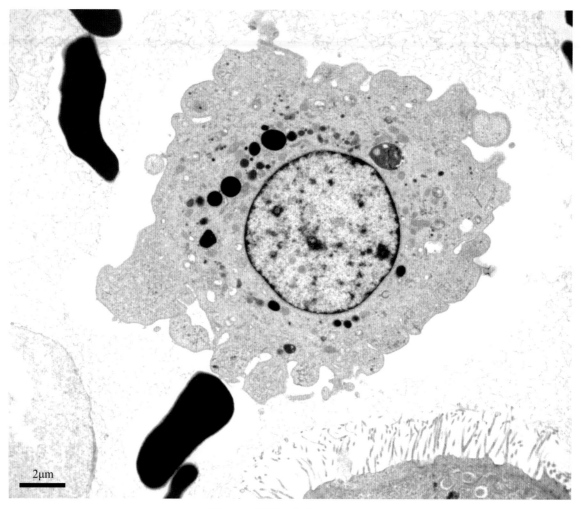

▲ 图 2-2　间皮细胞（TM，7000×）

（二）核异质间皮细胞

核异质间皮细胞在光镜下（图 2-3 和图 2-4）与巨噬细胞、肿瘤细胞有时很难鉴别，但在电镜下（图 2-5）核异质间皮细胞尽管其核不是正圆，但核膜边缘有一圈异染色质，可有明显核仁。肿瘤细胞的核染色质分布更不均匀，分化程度较低的肿瘤细胞核仁明显，染色质分布明显不均，以常染色质为主，异染色质少且不均匀分布于核膜周围；核异质间皮细胞胞质内，可见包含体、线粒体、游离核糖体、内质网及高尔基体等细胞器增多，但与分化较好的肿瘤细胞比数量相对较少，颜色相对较浅。低分化肿瘤细胞的细胞器较少、胞质少、核质比更大、核仁明显、胞核多为常染色质分布。间皮细胞有较为典型和特异的疣状突起和半圆形皱褶。

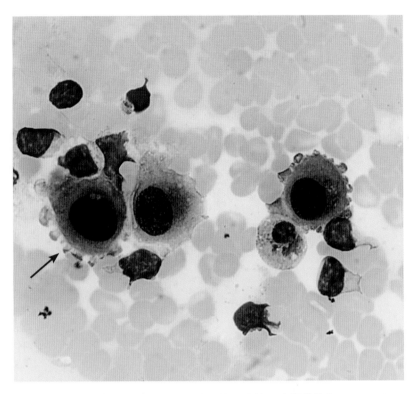

▲ 图 2-3　轻度核异质的间皮细胞（箭；瑞特－吉姆萨染色，1000×）

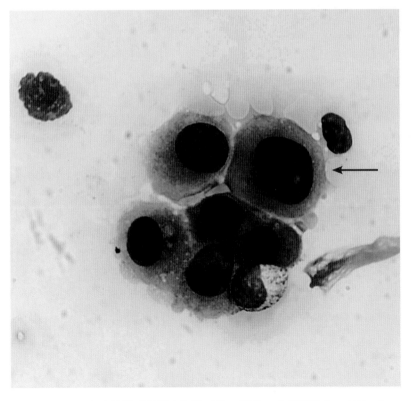

▲ 图 2-4　中度核异质的间皮细胞（箭；瑞特－吉姆萨染色，1000×）

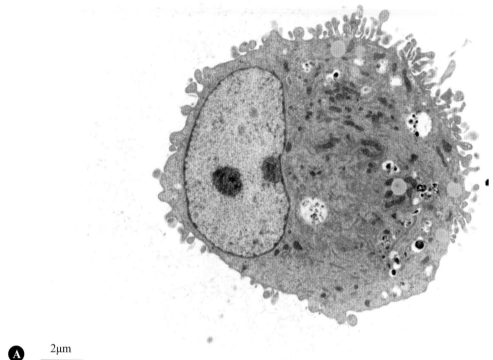

A 2μm

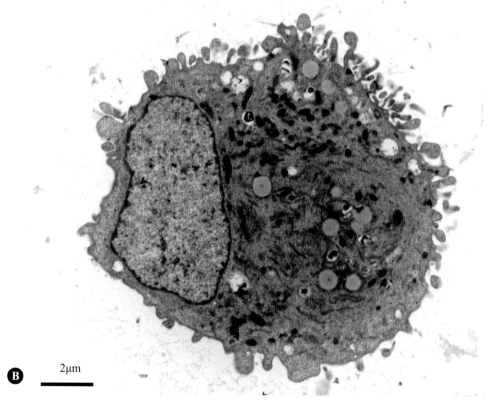

B 2μm

▲ 图 2-5　核异质间皮细胞
A. TM，8000×；B. TM，10 000×

二、巨噬细胞

巨噬细胞胞体不规则，胞核圆形或不规则，胞质较多，常见空泡及吞噬物（图 2-6），电镜下巨噬细胞核染色质疏松，偶见核仁，以常染色质为主，核形状不规则；活化的巨噬细胞胞质伪足细长且明显，吞噬泡较多，其他细胞器较少，游离核糖体少，颜色淡染（图 2-7）。与间皮细胞的区别主要在核上，间皮细胞几乎都可见到 1 个较大的核仁，核形较规则，核膜上有一圈较厚的异染色质，胞质伪足呈疣状突起和皱褶，长的伪足较少见。间皮细胞主要是被动的胞饮作用，而巨噬细胞主要为主动的吞噬作用，胞质可见初级、次级溶酶体及吞噬泡。

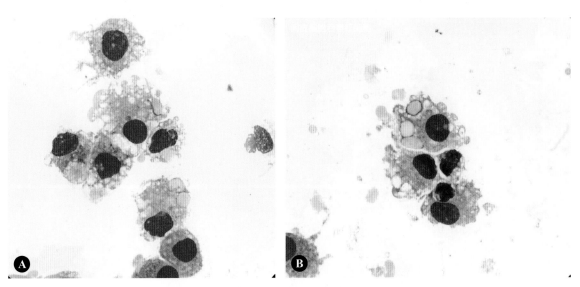

▲ 图 2-6　巨噬细胞（瑞特 – 吉姆萨染色，1000×）

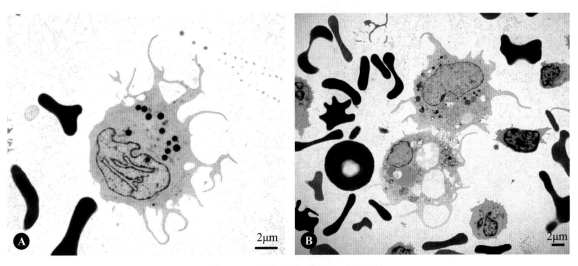

▲ 图 2-7　巨噬细胞（TM，7000×）

三、中性粒细胞

体液中非常完整的中性粒细胞比较少见，仅出现在新的积液中（图 2-8 和图 2-9），电镜下中性粒细胞核以异染色质为主，聚集成团块，常染色质少，核分叶；胞质中酶类颗粒细小，可见小空泡；胞膜外侧伪足量少，短、粗。时间较长或严重的脓性积液中，通常中性粒细胞是破碎的，光镜下破碎的中性粒细胞胞膜不完整、颗粒散落、核模糊（图 1-26）；电镜下能清楚看到细胞膜断开处、细胞器散落四处、核凋亡、染色质发白稀疏（图 2-10）。

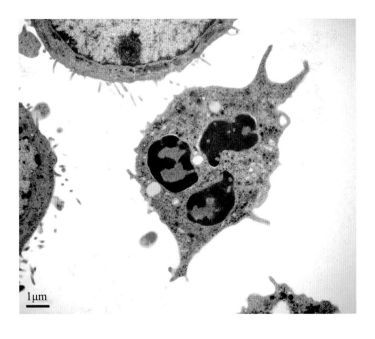

1μm

◀ 图 2-8　中性粒细胞（TM，12 000×）

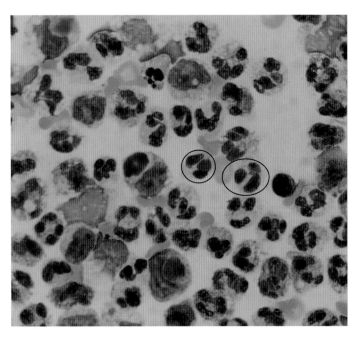

◀ 图 2-9　中性粒细胞（瑞特－吉姆萨染色，1000×）

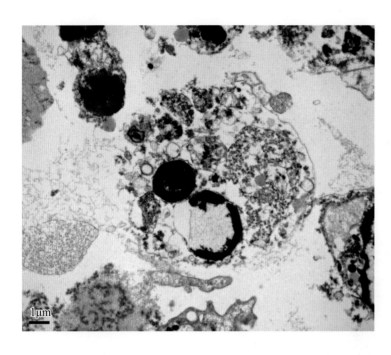

◀图2-10 破碎的中性粒细胞（TM，10 000×）

四、淋巴细胞

淋巴细胞的染色质在光镜下有涂抹感，呈块状；在电镜下这种涂抹感的染色质其实为大片、块状异染色质。静止期淋巴细胞异染色质较其他细胞丰富，常染色质少（图2-11），光镜下不明显，电镜下清晰可见（图2-12）。大多数淋巴细胞胞质较少、清透，在电镜下表现为细胞器

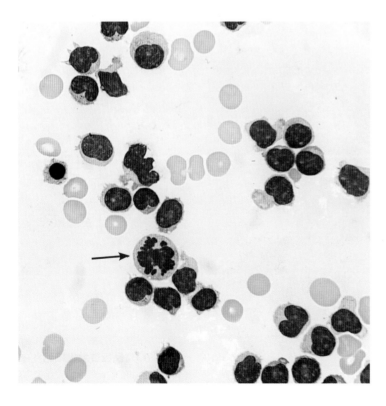

◀图2-11 淋巴细胞及其核分裂象（箭；瑞特－吉姆萨染色，1000×）

少、游离核糖体少，故颜色浅、透亮。活化的淋巴细胞或淋巴瘤细胞染色质可变得幼稚、疏松（图 2-13），在电镜下表现为常染色质增多、核仁出现（图 2-14）。无论光镜还是电镜，从形态学上区分淋巴细胞都是欠缺定性依据的，形态往往难以确定淋巴瘤细胞和幼稚淋巴细胞的属性，需要流式细胞学检查、分子生物学检查和免疫组化等加以明确。

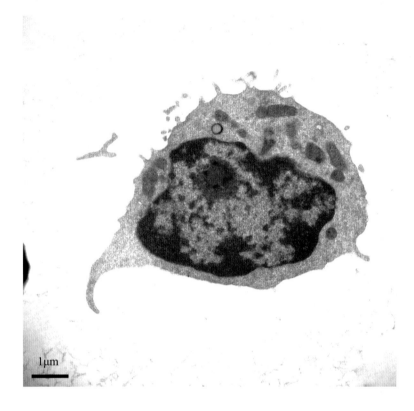

1μm

◀ 图 2-12　淋巴细胞（TM，15 000×）

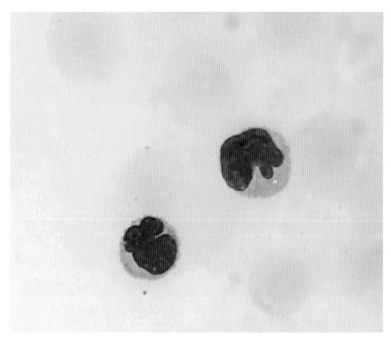

◀ 图 2-13　反应性淋巴细胞（TM，10 000×）

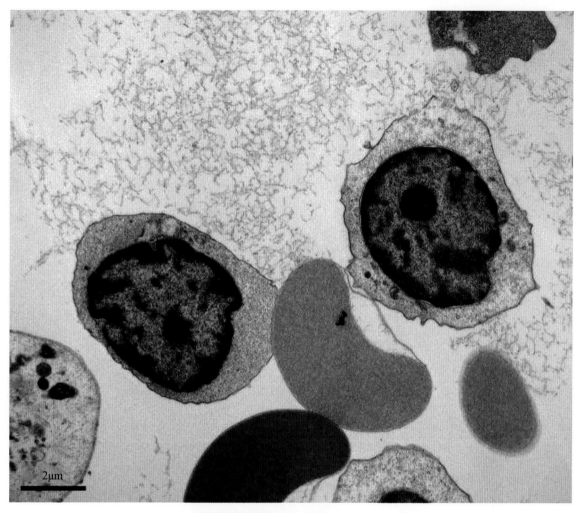

2μm

▲ 图 2-14　反应性淋巴细胞，可见核分叶，核仁明显（瑞特 – 吉姆萨染色，1000×）

五、嗜酸性粒细胞和嗜碱性粒细胞

　　嗜酸性粒细胞在体液中较为常见（图 2-15 和图 2-16），主要与变态反应有关，血液或气体进入密闭的腔隙，或者哮喘、寄生虫感染、腹膜透析液刺激等因素，使嗜酸性粒细胞趋化增多。嗜酸性粒细胞特别容易破碎，破碎后的嗜酸颗粒分散在细胞周围，嗜酸颗粒融合形成夏科 – 莱登结晶。在积液中，嗜碱性粒细胞少见或偶见，常随嗜酸性粒细胞增多而增多（图 2-17 和图 2-18）。

　　电镜下两种细胞内都有黑色致密的颗粒，但嗜酸性粒细胞的颗粒中常可见深色的结晶体，而嗜碱性粒细胞的颗粒呈大小不一的圆形黑色颗粒，由于制备过程溶剂的作用，嗜碱性颗粒被部分溶解，形成灰白色空泡状淡染区（图 2-17 和图 2-18）。

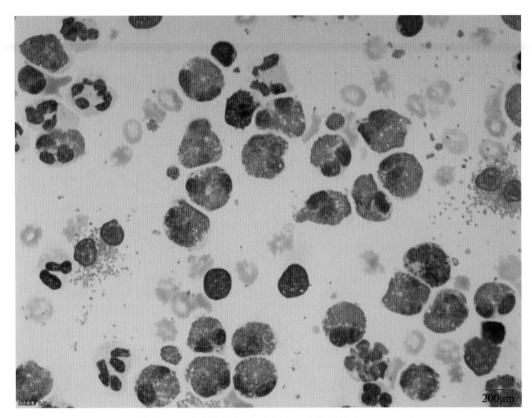

▲ 图 2-15　嗜酸性粒细胞（瑞特 - 吉姆萨染色，1000×）

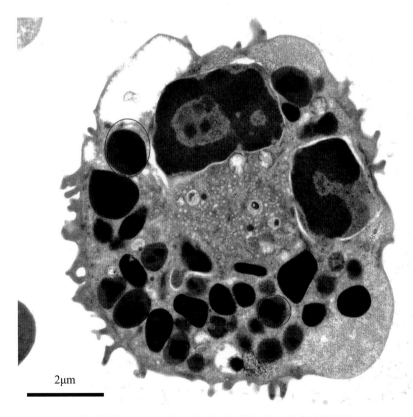

▲ 图 2-16　嗜酸性粒细胞，红圈内为嗜酸性粒细胞颗粒中的结晶体（TM，15 000×）

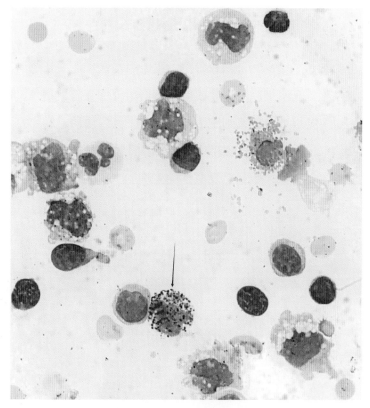

▲ 图 2-17　嗜碱性粒细胞（瑞特－吉姆萨染色，1000×）

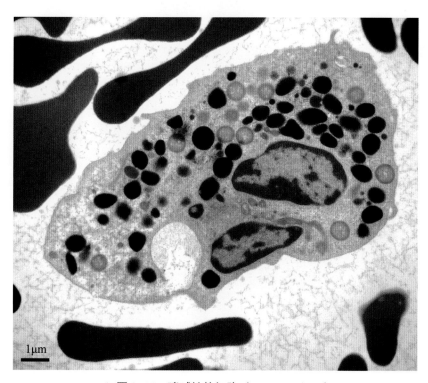

▲ 图 2-18　嗜碱性粒细胞（TM，12 000×）

六、浆细胞

体液中，反应性浆细胞（图 2-19）比较多见，主要因慢性炎性或其他因素刺激使 B 淋巴细胞转化而成。异常浆细胞见于浆细胞肿瘤浆膜腔侵袭而出现的克隆性增殖。这两种浆细胞有所不同，反应性浆细胞主要是以成熟的浆细胞为主，电镜下其内质网非常丰富，可以产生大量的免疫球蛋白（图 2-20 和图 2-21），而浆细胞肿瘤的克隆性增殖以异常的不成熟的浆细胞为主，电镜下其内质网的发育不够成熟，数量比反应性的浆细胞少，其核更幼稚，常染色质更多，可见核仁（见病例）。

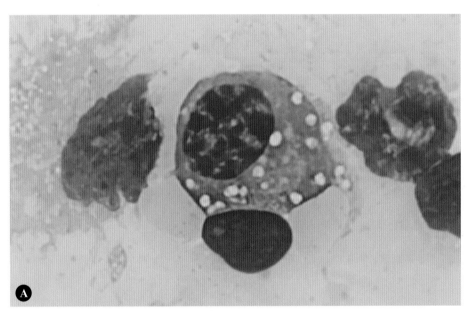

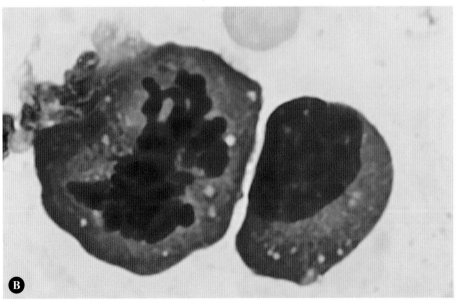

▲ 图 2-19　浆细胞（瑞特－吉姆萨染色，1000×）

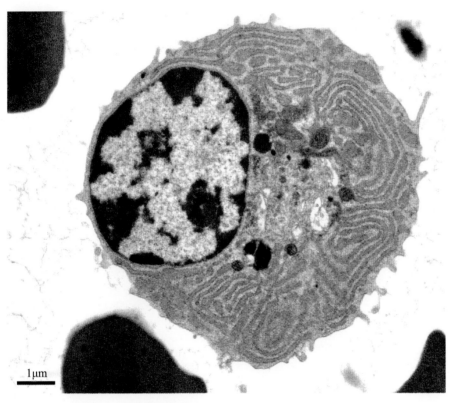

▲ 图 2-20　成熟浆细胞胞质内可见丰富的内质网（TM，15 000×）

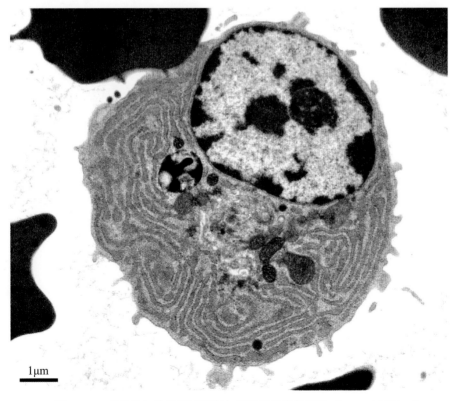

▲ 图 2-21　成熟浆细胞核周可见高尔基体及线粒体聚集（TM，15 000×）

七、纤毛柱状上皮细胞

在肺泡灌洗液中，取材良好的标本，上皮细胞的比例应不超过5%，而纤毛柱状上皮细胞增多时有可能是纤维支气管镜取材时将上段支气管中的上皮带入，也可能是水肿、炎症导致纤毛柱状上皮细胞成团脱落，可以在报告中加以描述（图2-22和图2-23）。光镜下纤毛柱状

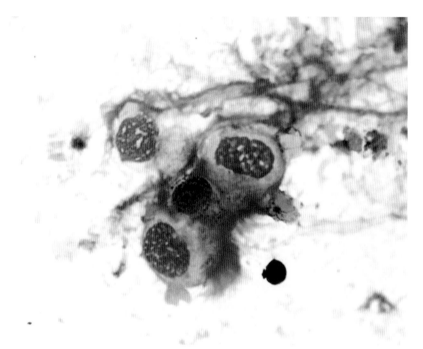

◀图2-22　肿胀成团的纤毛柱状上皮细胞（瑞特－吉姆萨染色，1000×）

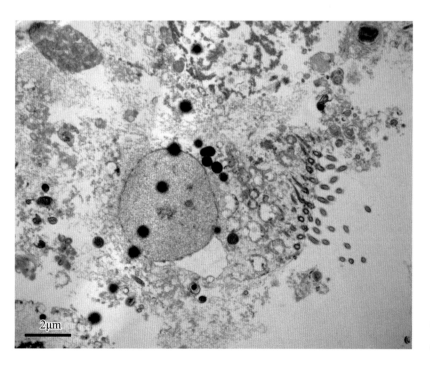

◀图2-23　凋亡的纤毛柱状上皮细胞（TM，10 000×）

上皮细胞呈长柱状，核在一端，染色质呈粗网状，核仁无或较小，另一端是密集成簇的纤毛（图 2-24）；电镜下的纤毛柱状上皮细胞由于纤毛细小、切面不同，很难看到刚好侧切完整的纤毛细胞及纤毛结构，细胞游离核糖体较少、颜色较浅（图 2-25）。

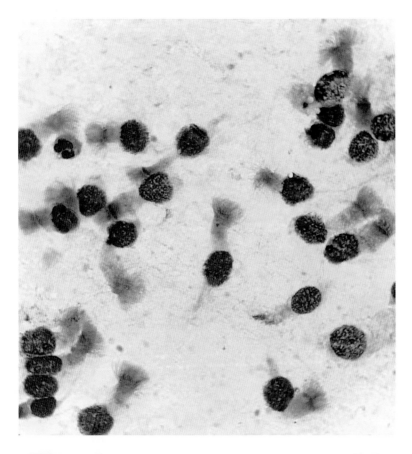

◀ 图 2-24　正常纤毛柱状上皮细胞（瑞特 – 吉姆萨染色，1000×）

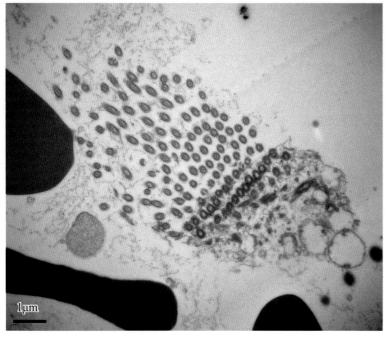

◀ 图 2-25　纤毛柱状上皮细胞的纤毛（TM，15 000×）

八、含铁血黄素吞噬细胞和尘细胞

　　含铁血黄素吞噬细胞和尘细胞都是巨噬细胞，因吞噬内容物不同而得名。含铁血黄素吞噬细胞（图 2-26）是巨噬细胞吞噬红细胞分解形成含铁血黄素颗粒，提示陈旧性出血；尘细胞（图 2-27）是巨噬细胞吞噬灰尘或者粉尘等不能分解的物质形成，多见于吸烟者、职业病尘肺患者，吸烟者可见尘细胞吞噬黑色颗粒和焦油形成的蓝色脂滴。颗粒数量与吸烟史有关，尘细胞和含铁血黄素吞噬细胞可见于肺泡灌洗液中，含铁血黄素吞噬细胞还可见于其他陈旧性出血积液中。电镜下这两种细胞的颗粒都是黑色的，含铁血黄素吞噬细胞颗粒黑色均质、大小不一（图 2-28），尘细胞颗粒呈灰色、黑色等深浅不一的颜色、大小不一。铁染色时，含铁血黄素吞噬细胞颗粒为蓝色，尘细胞为黑灰色，其他染色时，区别不明显（图 2-29）。

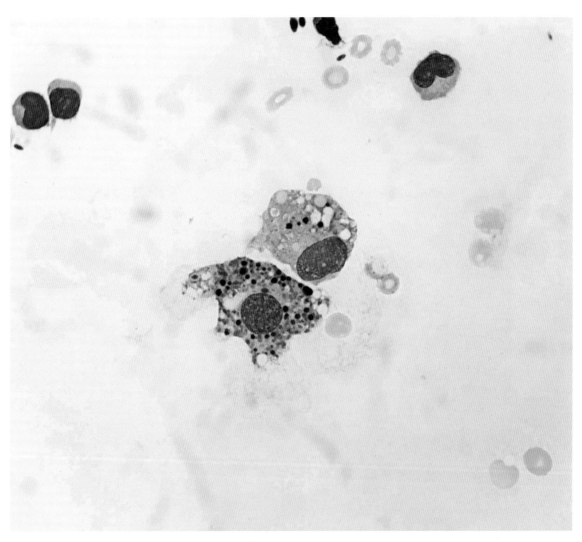

▲ 图 2-26　含铁血黄素吞噬细胞（瑞特 - 吉姆萨染色，1000×）

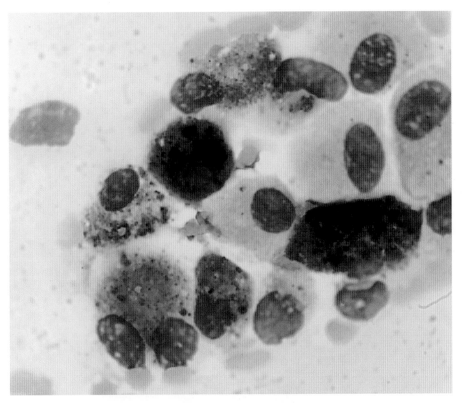

▲ 图 2-27 尘细胞（瑞特 – 吉姆萨染色，1000×）

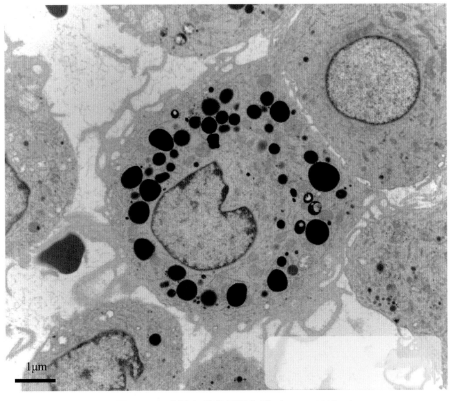

▲ 图 2-28 含铁血黄素吞噬细胞（TM，8000×）

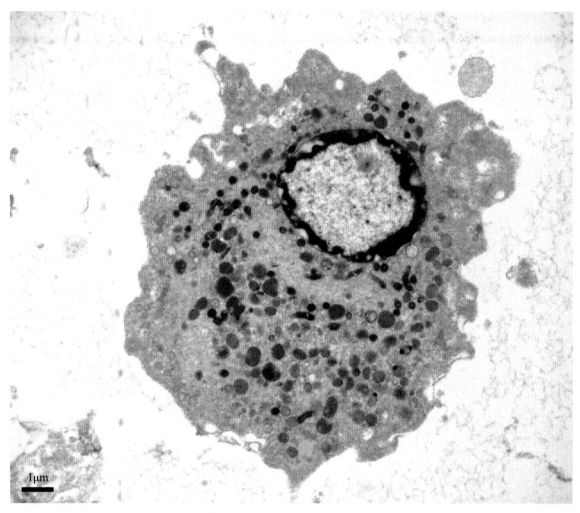

▲ 图 2-29　尘细胞（TM，10 000×）

第3章　异常体液细胞的光镜与电镜对比

肿瘤细胞的分类，遵循病理的分类原则，肿瘤的诊断需要多种手段综合判断，形态学不能最终区分肿瘤的类别，但可以明确肿瘤存在或提示临床高度可疑，还需进行影像学及病理学等一系列检查，多方求证后才能确诊。体液细胞形态学的价值在于早诊断和快速诊断，这是其他检查不能替代的。

同一种肿瘤，同样的基因型，因为内环境不同，肿瘤细胞的形态也千差万别，但肿瘤细胞特征有其规律可循，如光镜下可表现为细胞深染、胞体巨大、核质比大、核仁明显、核畸形明显、胞质云雾状、空泡多、不均匀、吞噬现象、细胞排列成团出现，以及细胞浆界不清。但是，一些反应性核异质细胞，很难与肿瘤细胞相鉴别。

在国外实验室常用电镜辅助诊断，电镜能更清晰地展现细胞的超微结构，如肿瘤细胞增殖旺盛表现在游离核糖体的数量。有文献报道，饥饿的体外培养细胞游离核糖体可以少到只有数百个，而 Hela 细胞可以达到 $5 \times 10^{6} \sim 5 \times 10^{7}$ 个。由于游离核糖体的蛋白含量高，瑞特 – 吉姆萨染色时呈强碱性（蓝色），用重金属染色时呈黑色，所以光镜观察肿瘤细胞常常出现胞质深蓝色，而电镜观察增殖旺盛的肿瘤细胞颜色呈黑灰色，游离核糖体在胞质中四处散落，颗粒细而黑，低分化肿瘤细胞游离核糖体相对较少，显色较浅。此外，还有线粒体的数量，线粒体提供细胞活动必需的 ATP，是细胞增殖或生长所必需的，数量越多说明活动、增殖和生长越旺盛。通常肿瘤细胞比正常细胞的线粒体要多得多，只能通过电镜才能观察。内质网和高尔基体的数量也是重要的辅助手段之一，内质网是产生蛋白及脂质的主要工厂，高尔基体是进一步加工合成的部位，其数量的多少也跟细胞的分泌合成功能密切相关，浆细胞中内质网明显增多，也是其功能的体现。糖原数量是一项区分良恶性的指标，恶性肿瘤细胞中糖原合成和储备增加，可以看到成团聚集的 α 型糖原，也可以看到散在密布的 β 型糖原，电镜下糖原呈黑色颗粒状，其数量的增加使细胞颜色更深。细胞骨架及张力原纤维束可作为鳞癌的鉴别指标，在分化较高的鳞状细胞癌中可以明显观察到张力原纤维的数量明显增多，并成束出现。分泌泡和脂滴的数量明显增多，常把核挤到一边呈偏位，可以作为腺癌的一项鉴别指标。细胞表面的微绒毛或伪足的多少和长短与肿瘤细胞种植转移、侵袭能力密切相关。肿瘤细胞的细胞核由于增殖旺盛，可见常染色质比例增加，核仁大而清晰，染色质分布不均匀，核的形状不规则，形态各异。

一、腺癌

腺癌是腺上皮来源的恶性肿瘤，可以有腺泡、乳头、细支气管肺泡或实性生长方式。在体液中，有的腺癌细胞是原位脱落，有的是转移而来，腺癌细胞在不同的部位和原发组织器官的功能密切相关，可以是单一的，也可以是不同分化或不同来源的肿瘤细胞，腺癌细胞常见胞体巨大，腺泡丰富，细胞核偏位，腺泡的大小不一，排列无规律，核畸形，可见单核、双核和多核，大小不一，细胞间界限不清，常成团出现，光镜下染色质疏松，电镜下以常染色质为主，核仁可见，细胞器丰富，成堆出现。不同来源的腺癌细胞分泌泡有所不同，具有分泌功能器官来源的分泌泡常体积小而多，其他来源的分泌泡常体积大而不规则。下文将介绍几种不同来源的腺癌细胞。

（一）肺腺癌

病例： 患者，男性，83 岁，急性病程。2 个月前无明显诱因咳嗽，有痰，痰不易咳出，伴有活动后胸闷气急，休息后好转。无发热、咯血、恶心呕吐等不适。胸部 CT 提示：左肺部分实变，左肺支气管狭窄、闭塞，较前进展。双侧胸腔积液，予抗感染治疗后好转出院。出院后仍有咳嗽咳痰，咳嗽加重，活动后胸闷气急明显，伴低热，无头晕头痛，无下肢水肿，再次住院治疗，查血常规 +CRP 提示白细胞、中性粒细胞升高，CRP 升高，肿瘤标志物明显升高，B 超提示右侧胸腔积液。诊断考虑"肺肿瘤，阻塞性肺炎"。排除禁忌证后，于 2021 年 5 月 14 日行胸腔穿刺置管，胸腔积液常规及生化提示渗出液，首先考虑肿瘤所致恶性胸腔积液。体液细胞形态学检查，如图 3-1 至图 3-10 所示。

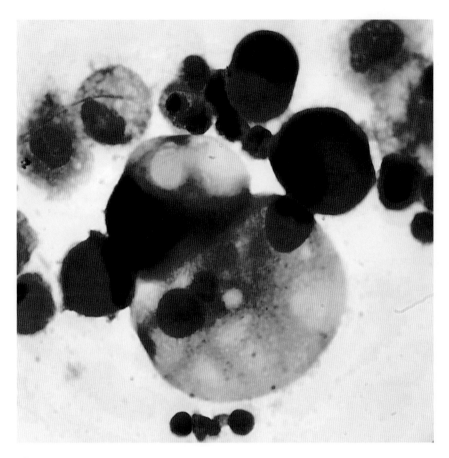

◀ 图 3-1 腺癌细胞
（瑞特 - 吉姆萨染色，
1000×）

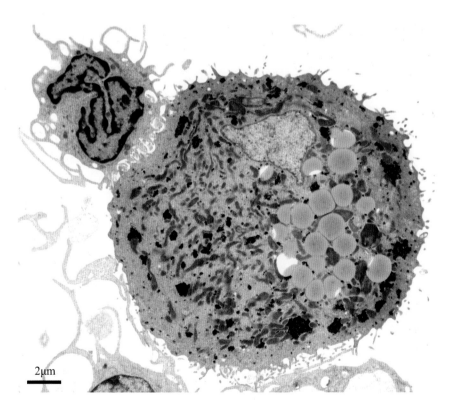

◀ 图 3-2 腺癌细胞和巨
噬细胞（TM，7000×）
肿瘤细胞和巨噬细胞相互
作用，肿瘤细胞胞体巨
大，核畸形，因切面原因
未完整显示，以常染色质
为主；胞质内大量游离核
糖体呈灰黑色；糖原成堆
成簇出现，致密而色深；
线粒体异常丰富，形状各
异；脂质分泌泡比较小，
但量多；胞体外有大量短
而密的微绒毛，一些与巨
噬细胞相互作用，通过连
接间隙相互传递信息及
物质

2μm

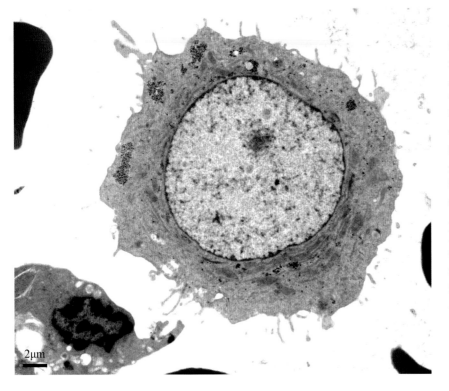

◀ 图 3-3　分化较低的腺癌细胞（TM，10 000×）分化较低的腺癌细胞，核质比大，核仁明显，胞质中内质网、线粒体和游离核糖体较正常细胞多，胞体较左下角的正常中性粒细胞明显偏大。肿瘤细胞分化程度不同，发育规律和正常细胞类似，但处于生长发育阶段的细胞远比正常细胞多。正常细胞的更新是有规律的，排列有极性，相对整齐，而肿瘤细胞恶性增殖，生长分裂无序混乱，排列紊乱，浆界不清，常成堆成团

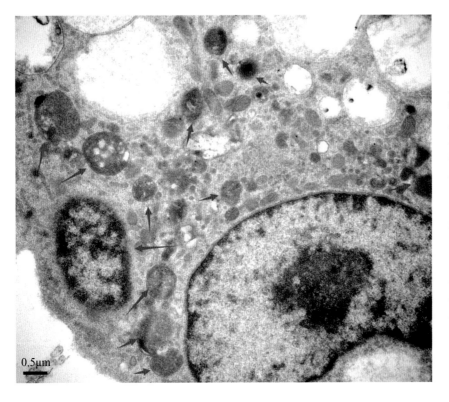

◀ 图 3-4　腺癌细胞丰富的自噬或吞噬泡（箭）（TM，20 000×）肿瘤细胞的自噬或吞噬泡（箭），肿瘤细胞的自噬作用在维持自身内环境的稳定及强大自我修复中起重要作用。肿瘤细胞在转移、修复损伤及清除自身衰老退化细胞器，维持自身稳定、保持旺盛增殖过程中能够迅速将坏死、衰老的细胞器或组织成分吞噬消化分解，再重新组装成新的细胞器，其修复能力惊人，借此保持肿瘤细胞的增殖性和侵袭性

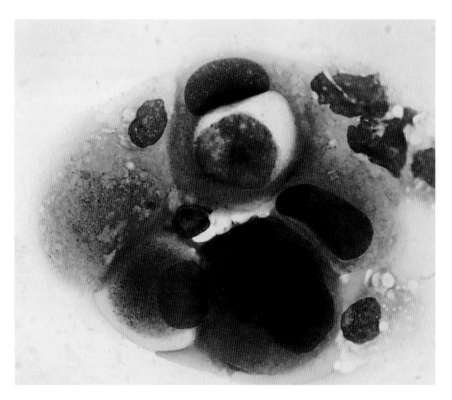

◀ 图 3-5 成团腺癌细胞（瑞特－吉姆萨染色，1000×）

光镜下的肿瘤细胞，胞体大、核深染、胞质呈云雾状，可见大的包含体，肿瘤细胞成堆成团，细胞间界限不清。胞质内的细胞器在光镜下无法识别

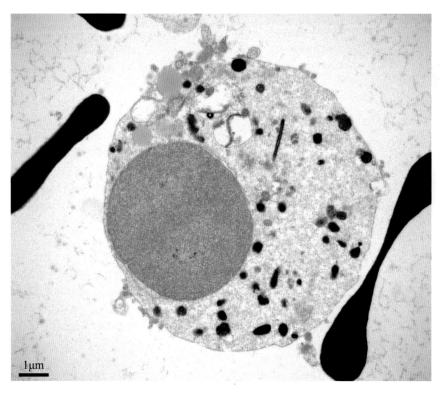

◀ 图 3-6 凋亡的腺癌细胞（TM，12 000×）

凋亡的肿瘤细胞内可见一个巨大的包含体，胞质中腺泡明显，线粒体数量多，与其他肿瘤细胞属于一类，细胞核在该平面没有切到。体液细胞学检查，如果细胞在积液中停留的时间长，在制片染色后看到的细胞形态不完整，可以通过残留的细胞器和结构分辨细胞的种类

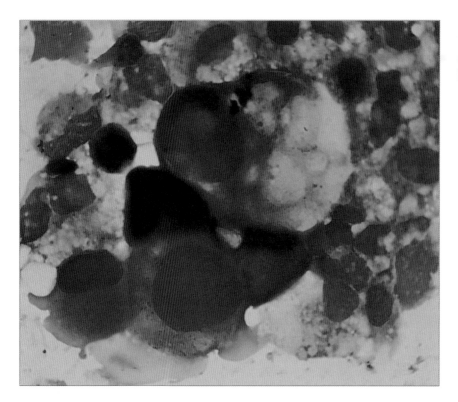

◀图 3-7 排列紊乱的
腺癌细胞（瑞特－吉姆
萨染色，1000×）

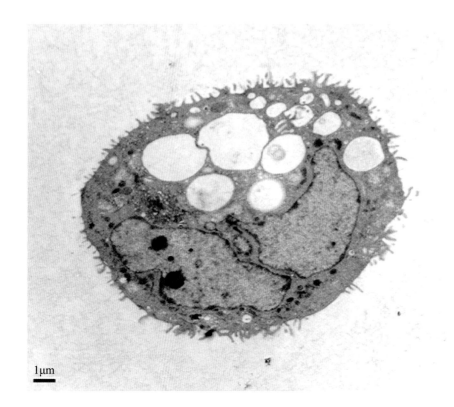

1μm

◀图 3-8 腺癌细胞（TM，
8000×）

腺癌细胞具有特征性腺泡
结构，多少不等、大小不
一；核畸形明显，以常染
色质为主，核仁为 1 个或
多个；胞质中细胞器丰
富，游离核糖体、糖原丰
富，细胞呈灰黑色；细胞
膜外侧微绒毛丰富、细
密。对比图 3-7，腺癌细
胞比周围的巨噬细胞胞体
大、成堆出现、大小不一
其中分化水平较低的肿瘤
细胞腺泡不明显、核质比
大；高分化的腺癌细胞核
质比小，胞体大，腺泡
多、分布不均、大小不一

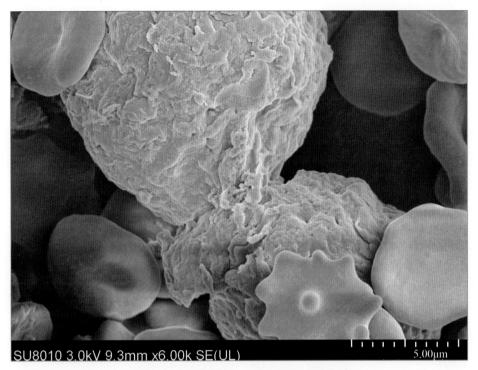

▲ 图 3-9 扫描电镜下，紧密连接的腺癌细胞

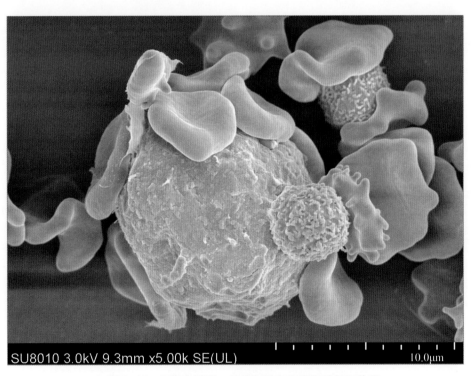

▲ 图 3-10 扫描电镜下，腺癌细胞与巨噬细胞相互作用

巨噬细胞常被肿瘤细胞俘获，成为肿瘤细胞信息传递及物质运输的工具，通过胞吐和胞吞作用，肿瘤细胞将要传递的遗传信息或其他物质包裹形成外泌泡，免疫伪装之后，使得巨噬细胞不能识别，巨噬细胞再带着这些外泌泡游走到其他组织或体液中，释放给另外的肿瘤细胞，从而完成信息的传递或物质的转移

（二）腹膜腺癌

病例：患者，女性，65 岁，慢性病程。该病例以腹膜饼状增厚，肠粘连为临床表现，在腹水里找到腺癌细胞，其他脏器未见原发灶。通常腹腔内的肿瘤细胞一般是邻近的器官肿瘤脱落种植或者经血、淋巴管转移而来，该患者较特殊，B 超和 PET-CT 全身检查均未发现其他器官的肿瘤组织，仅在腹膜发现饼状增生，示踪剂分布增高。体液细胞形态学检查，如图 3-11 至图 3-15 所示。

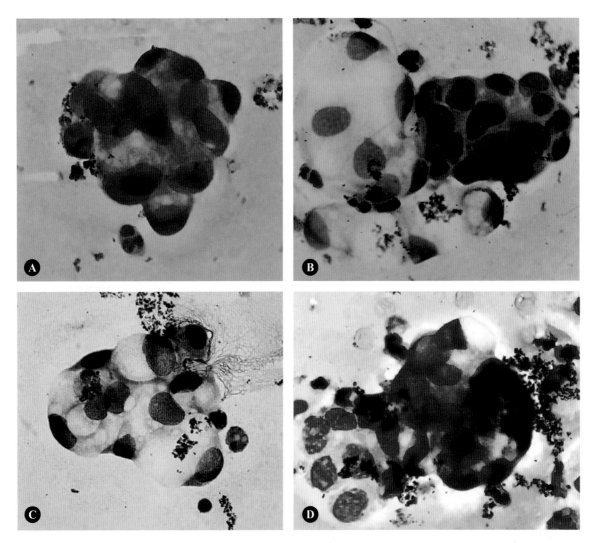

▲ 图 3-11　腺癌细胞（瑞特 – 吉姆萨染色，1000×）

成团的腺癌细胞畸形排列、核深染、云雾状。一些肿瘤细胞分泌黏蛋白，导致染料渣极易黏附，并非制片不良

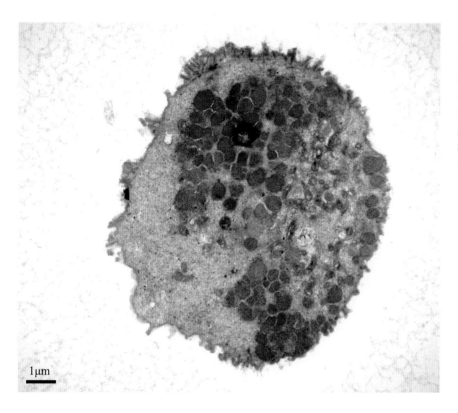

◀ 图 3-12　腺癌细胞
（TM，12 000×）
腺癌细胞内有丰富的腺泡
和线粒体，游离核糖体数
量众多，细胞表面微绒毛
成簇分布，该切面不见胞
核，胞质内的细胞器数量
和分布体现肿瘤细胞特性

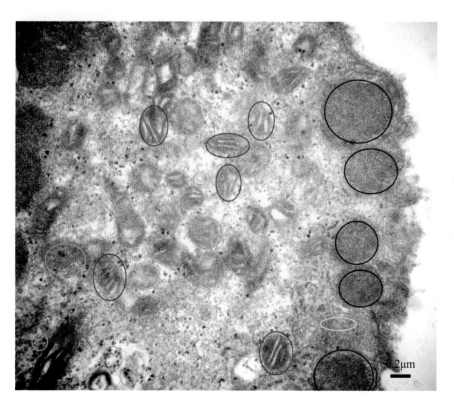

◀ 图 3-13　图 3-12 的局
部放大（TM，40 000×）
红圈为线粒体，蓝圈为自
噬泡，黑圈为分泌泡，黄
圈为游离核糖体，绿圈为
糖原，可见数量众多线粒
体，线粒体嵴轻度肿胀，
自噬泡丰富，分泌泡颜色
深，游离核糖体灰色、胞
质内满布，游离糖原黑
色、散在分布，胞体呈灰
黑色

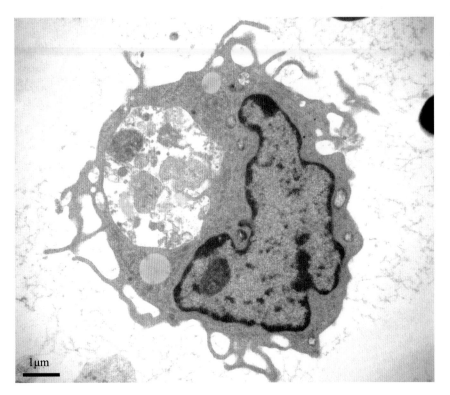

◀ **图 3-14 活化的巨噬细胞（TM，15 000×）**
巨噬细胞在体液中多见，要注意区分。该胞核不规则，有核仁，常染色质多，胞质内有巨大的吞噬泡及残留物，溶酶体丰富，细胞膜有长伪足，不同于肿瘤细胞的微绒毛；细胞整体颜色较浅，线粒体、游离核糖体和糖原较肿瘤细胞少

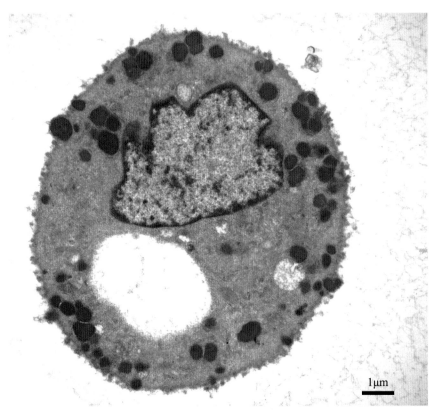

◀ **图 3-15 腺癌细胞（TM，12 000×）**
核畸形，胞质中有大的自噬泡，分泌泡的数量多且颜色深，丰富的游离核糖体使胞体着色加深，胞膜上的绒毛短而密

（三）直肠腺癌肺转移

病例：患者，男性，75 岁，慢性病程。临床诊断为双下肢静脉曲张伴静脉炎、血栓性静脉炎、结肠手术后恶性肿瘤化学治疗（pT$_3$N$_1$M$_1$ 期）、纵隔继发性恶性肿瘤、锁骨淋巴结继发恶性肿瘤、肺部结节、胸腔积液。体液细胞形态学检查，如图 3-16 至图 3-21 所示。

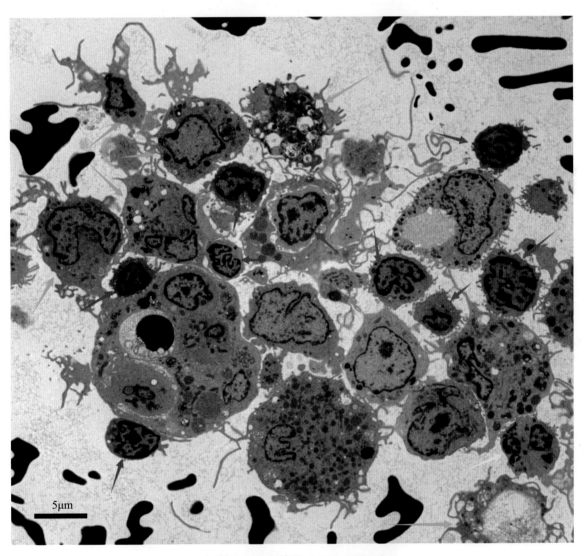

▲ 图 3-16　细胞团（TM，3000×）

红箭所指为淋巴细胞；蓝箭所指为巨噬细胞；黄箭所指为中性粒细胞；其余为腺癌细胞。图中可见腺癌细胞吞噬泡、分泌泡和自噬泡丰富，以及吞噬淋巴细胞。肿瘤细胞可见大腺泡，绒毛短而密；图正中几个分化较低的肿瘤细胞，核质比大、核仁明显，常染色质丰富。肿瘤细胞常和其他细胞成团出现，注意不同细胞的形态特征，中性粒细胞、淋巴细胞和外周血中的大小相近；活化后的巨噬细胞体积增大、大小不一；分化程度高的肿瘤细胞体积较大，分化程度较低的肿瘤细胞体积较小

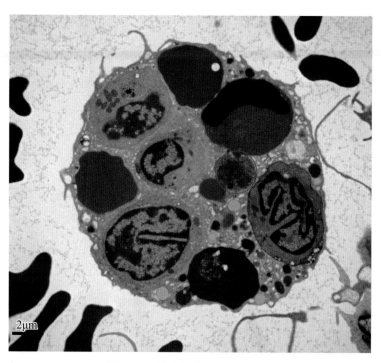

▲ 图 3-17　腺癌细胞（TM，7000×）

肿瘤细胞易见吞噬现象，黑色致密圆形细胞为肿瘤细胞吞噬的红细胞，其余有核细胞为淋巴细胞。体液中典型淋巴细胞胞核圆形或类圆形，易激活，表现反应性淋巴细胞增多，胞核可见分叶状，异染色质较多，胞质中细胞器较少，主要以线粒体为主。分叶核的反应性淋巴细胞容易和巨噬细胞混淆，巨噬细胞常染色质较淋巴细胞多，块状异染色质少，胞质中细胞器比淋巴细胞多，以溶酶体为主，胞体较大，伪足明显而细长。肿瘤细胞合成增殖旺盛，可见图中红圈处大团聚集的糖原，正常细胞罕见大团聚集的糖原。大量的游离核糖体使细胞呈灰黑色，也是肿瘤细胞特征之一

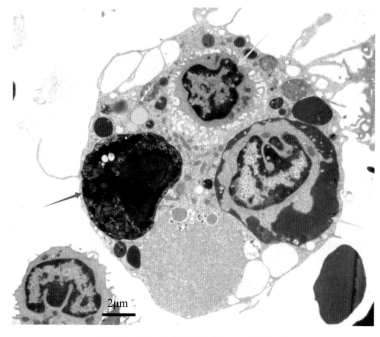

▲ 图 3-18　肿瘤细胞（TM，8000×）

红箭为被吞噬的小肿瘤细胞，结构不清，可见数量较多的腺泡；黄箭为淋巴细胞。肿瘤细胞由于生长过于旺盛，时常会出现吞噬现象，不单是吞噬同类细胞，也会吞噬其他的细胞

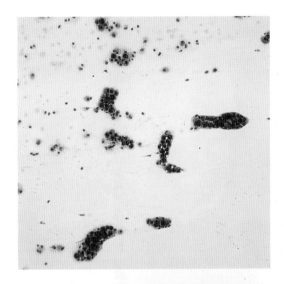

◀ 图 3-19　低倍镜下的肿瘤细胞团（瑞特 - 吉姆萨染色，100×）

体液细胞形态学分析，需先低倍镜下总览全片，视野较大，当看到癌团或者胞体较大，核畸形深染的细胞，需要转油镜确认。大团的细胞不易疏漏，分化程度较低、体积较小、散在分布的癌细胞易漏检，需仔细观察每一个细胞的形态特征。电镜观察细胞结构及内部细胞器更充分，但是标本的留取要求较高，制片过程中细胞易丢失，与病理包埋制片类似，用电镜筛查肿瘤优势不明显，故光镜形态分析筛查出可疑肿瘤的病例，用于电镜佐证意义更大

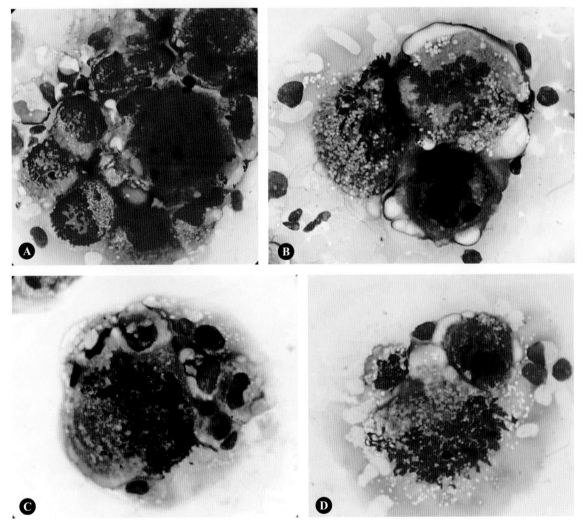

▲ 图 3-20　恶性积液中肿瘤细胞核分裂象（瑞特 - 吉姆萨染色，1000×）

恶性积液中肿瘤细胞核分裂象表现为，染色体数量多、分布杂乱、分布不均衡，常可见非整倍体或超 2 倍体的核分裂象细胞，说明肿瘤细胞生长发育调控异常、增殖混乱，提示肿瘤可能，需结合临床症状、影像学检查及病理结果确诊。病理学核分裂象分级描述，与 Ki-67 指数一起评估，每高倍镜视野核分裂象越多，其恶性程度越高，预后越不良

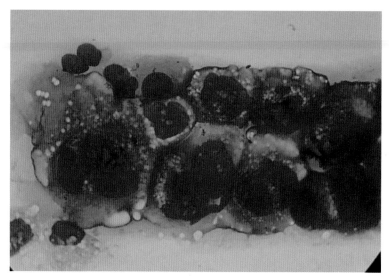

▲ 图 3-21　成团肿瘤细胞（瑞特－吉姆萨染色，100×）

肿瘤细胞成团出现，胞质中腺泡明显，可见吞噬现象，很难明确内容物属性，使用电镜观察更清晰明朗

（四）胰腺腺癌

病例： 患者，男性，82岁，急性病程。1个月前出现无明显诱因进食后腹胀，无恶心、呕吐，无腹痛，无头晕、头痛，无胸闷、气急，未经诊治，1周前患者腹胀加重，进食少许水即出现腹胀，查肿瘤标志物 CA19-9 为 1000U/ml、CA125 升高。腹部增强 CT 见胰体占位伴胰尾萎缩，为求进一步治疗，门诊拟"胰腺占位性病变"收治入院。病理检查：暂缺。体液细胞形态学检查，如图 3-22 至图 3-25 所示。

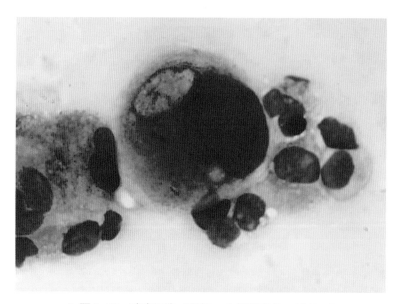

▲ 图 3-22　腺癌细胞（瑞特－吉姆萨染色，1000×）

核深染、畸形、胞质中有大腺泡、整体呈云雾状

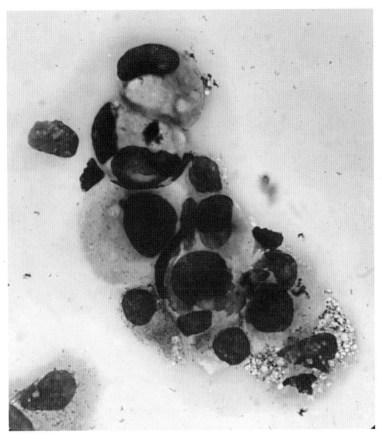

▲ 图 3-23　成团排列的腺癌细胞（瑞特－吉姆萨染色，1000×）

核畸形，云雾浆，可见大分泌泡

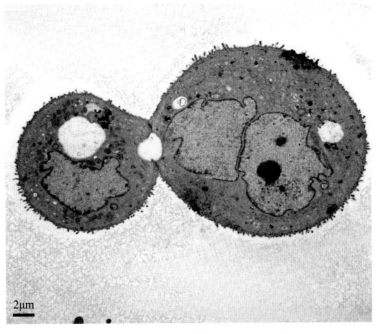

2μm

▲ 图 3-24　腺癌细胞（TM，5000×）

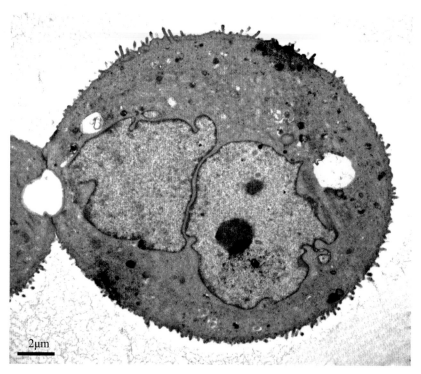

▲ 图 3-25　图 3-24 放大的腺癌细胞（TM，8000×）

　　该病例肿瘤细胞数量少，胞体不大，光镜下不易与高度核异质细胞及空泡样变间皮细胞相区别；电镜下可见数量较多的分泌泡，成堆的糖原，密布的游离核糖体使细胞整体颜色呈灰黑色，核畸形，核仁大，胞核均为常染色质，细胞表面有大量短而密的绒毛，线粒体丰富，与间皮细胞形态特征差异明显，体现了电镜形态学分析的优势。

（五）结肠黏液腺癌

　　病例：患者，女性，69 岁，慢性病程。4 年前，因"腹胀 1 个月"入当地医院就诊，当时腹胀明显，无腹痛，无腹泻、血便、黑便，无恶心呕吐，无畏寒发热，行腹部 B 超，报告提示"腹盆腔大量积液"。胸部 CT 平扫报告提示：①右肺上叶见磨玻璃结节，肺肿瘤待排；②左肺下叶钙化灶，两侧胸膜局部增厚；③附见肝内低密度影，腹水，右上腹脂肪间隙见结节影。全腹部螺旋 CT 增强报告提示：①横结肠壁增厚，考虑肿瘤，建议结肠镜检查；②大网膜及腹膜增厚伴结节，肿瘤转移待排；③肝多发低密度影，部分囊肿转移待排，建议 MRI 增强；④胆囊术后，双肾囊肿。为进一步诊治，行肠镜检查，报告提示：横结肠 MT，升结肠多发息肉，右下腹见无回声区厚（CM）5.5，左下腹见无回声区厚（CM）5.0，内见纤维条索样高回声区域。肠镜病理报告提示：横结肠黏膜（横结肠）绒毛状腺瘤伴腺上皮中度异型增生。具体诊治不详，未处理。1 个月后因重力外压出现腹痛，再次前往当地医院就诊，并行腹部 CT 检查，报告提示：大网膜及腹膜增厚浑浊伴多发结节，考虑转移。升结肠肠壁增厚，肝多发低密度影，胆囊术后改变，盆底筋膜增厚。初步诊断考虑"恶性肿瘤"。体液细胞形态学检查，如图 3-26 至图 3-33 所示。

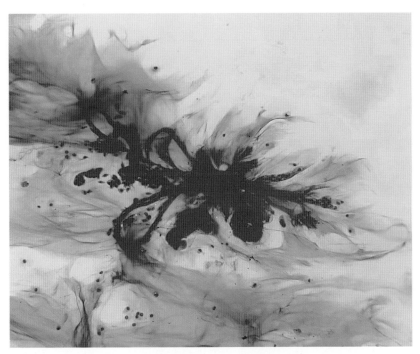

▲ 图 3-26　黏液细胞团（瑞特 - 吉姆萨染色，100×）
低倍镜下多见黏附在纤维丝上的细胞团，细胞颜色深，成团分布，结构不清晰

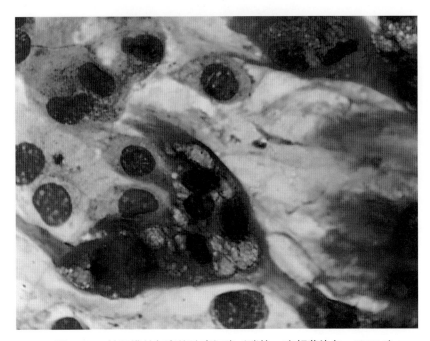

▲ 图 3-27　被纤维丝包裹的肿瘤细胞（瑞特 - 吉姆萨染色，1000×）

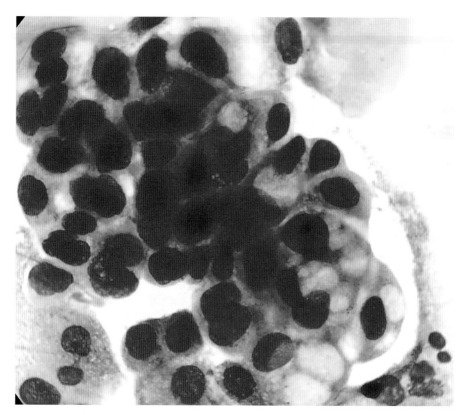

▲ 图 3-28　成团的腺癌癌巢（瑞特－吉姆萨染色，1000×）

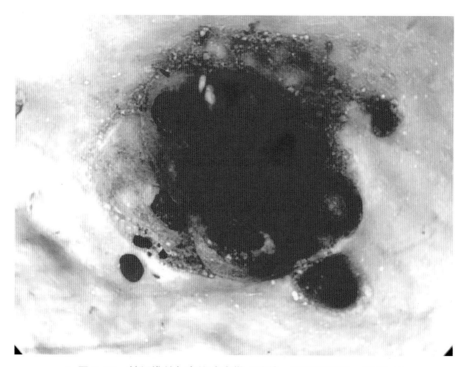

▲ 图 3-29　被纤维丝包裹的腺癌巢（瑞特－吉姆萨染色，1000×）

由于大量黏液丝的包裹，细胞团并不清晰，在细胞团的边缘，可以看到比较典型清楚的肿瘤细胞，肿瘤细胞相互堆砌成团。由于分泌黏液较多，光镜下形态难以辨识

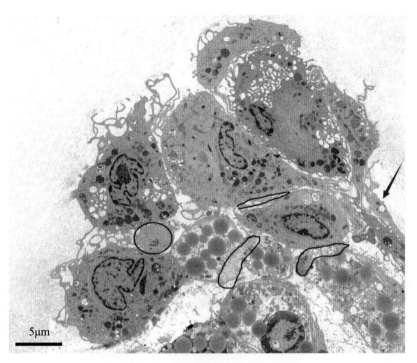

▲ 图 3-30　黏液腺癌巢（TM，4000×）

红箭所指及红圈中均为黏液丝

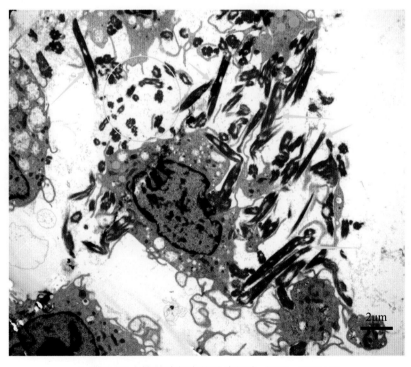

▲ 图 3-31　被黏液包裹的肿瘤细胞（TM，7000×）

黄箭所指均为黏液丝，黄圈中是黏液丝的横断面，可以清晰地看到黏液丝在电镜下比较致密，杂乱无章，将肿瘤细胞包裹起来，图 3-30 中，一团肿瘤细胞在黏液丝的作用下聚成梭状，与光镜下形态一致。黏液腺癌的特点：黏液丝丰富，细胞成团出现，排列紧密，瑞特染色易见细胞团黏附料渣，并非制片染色冲洗不干净，而是标本的黏附性强，使黏液丝黏附染料残渣

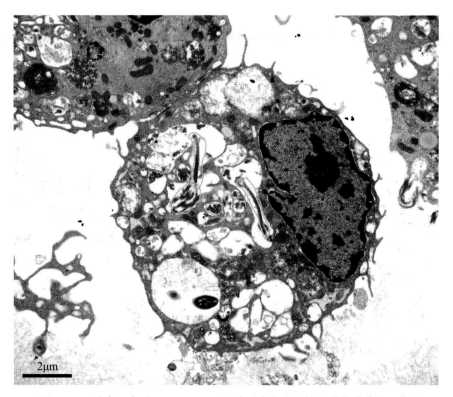

▲ 图 3-32　肿瘤细胞（TM，10 000×）胞质中有大量被吞噬的黏液丝（黄圈）

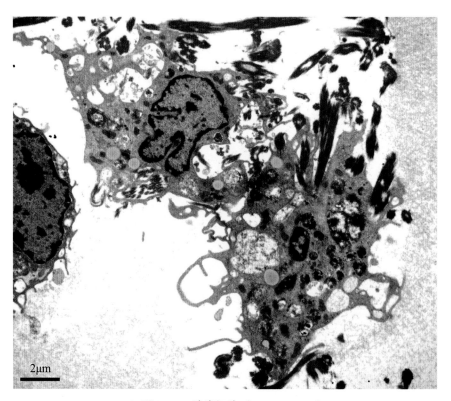

▲ 图 3-33　腺癌细胞（TM，8000×）

两个肿瘤细胞被黏液丝固定在一起，胞质内可见被吞噬的黏液丝包含体，长的是纵切面，圆的是横切面黏液丝在黏液腺癌的发病及转归中起一定作用。有研究表明，癌细胞内的黏液含量越高，恶性程度越高；癌细胞外黏液越多恶性程度越低，并很少发生淋巴结的转移，可能与癌细胞漂浮在丰富的黏液中无法与间质接触，从而阻止肿瘤细胞的转移与浸润有关。多数研究者认为，肿瘤组织中黏液的产生和量的多少在影响预后中起重要作用，研究指出黏液形成使癌细胞变性坏死，因而恶性程度下降，黏液癌的外部黏液分泌越多，预后越好。但是，黏液腺癌需要与纤维腺瘤、乳头状瘤、导管增生等良性疾病相区别。转移性黏液腺癌需进行 B 超、放射和胃肠镜等检查，排除消化道、生殖道等肿瘤。

（六）胃印戒细胞癌，腹膜腺癌

病例： 患者，男性，82 岁，急慢性病程。4 个月前因"腹胀 3 个月，进食困难半个月"就医入院，胃镜病理报告提示："胃体"低黏附性癌（印戒细胞癌），PET–CT 报告提示：胃体部胃壁弥漫性不规则增厚，FDG 代谢弥漫性增高，考虑符合胃癌影像学表现（皮革胃）；胃周、腹膜后腹主动脉右旁多发淋巴结转移。腹膜种植转移，腹、盆腔恶性积液。患者胃癌并多发淋巴结转移，化疗后未见恶心、呕吐等不适，腹部 CT 检查报告提示：腹腔种植转移、大量腹水。体液细胞形态学检查，如图 3–34 至图 3–38 所示。

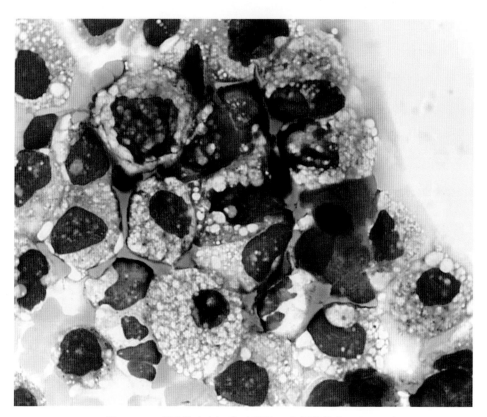

▲ 图 3–34 成团的腺癌细胞（瑞特 – 吉姆萨染色，1000×）

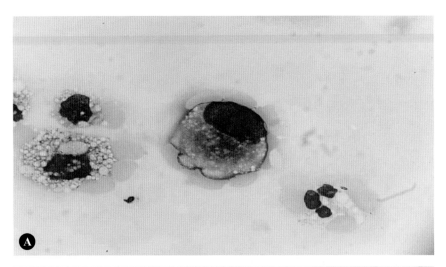

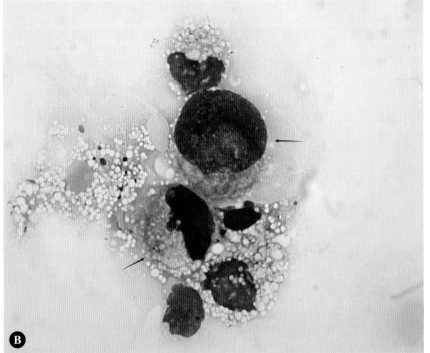

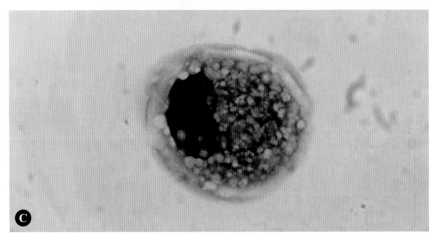

▲ 图 3-35　印戒细胞（瑞特 – 吉姆萨染色，1000×）

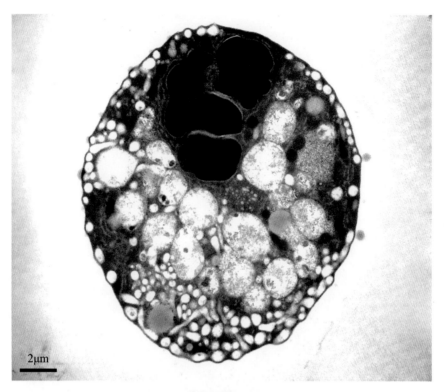

▲ 图 3-36　腺癌细胞（TM，15 000×）

胞质中满布含黏液的腺泡，空隙处可见大量的游离核糖体、内质网和线粒体，合成和分泌功能旺盛，细胞核有部分固缩，是细胞即将凋亡的表现

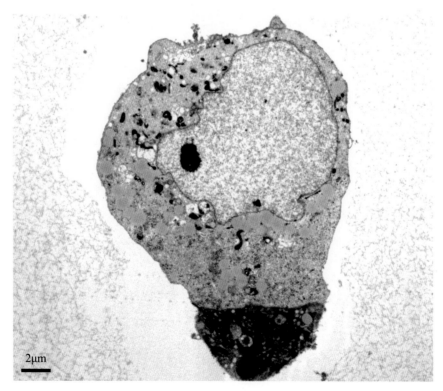

▲ 图 3-37　肿瘤细胞（TM，6000×）

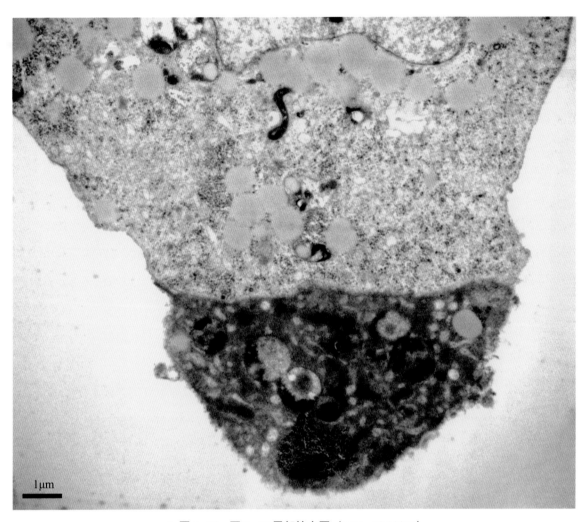

▲ 图 3-38　图 3-37 局部放大图（TM，12 000×）

如图 3-37 所示，两个肿瘤细胞胞体紧密连接，胞体着色、细胞器均不同，细胞连接处隐约可见细胞膜。这个大的肿瘤细胞核常染色质丰富，核仁明显，但染色质分布松散，留白较多，提示细胞将要凋亡；胞质内腺泡多，体积较小，提示该细胞比较幼稚，尚未成熟。印戒细胞癌是低分化癌

　　印戒细胞癌（SRCC）是一种起源于黏膜上皮的高度恶性的黏液分泌型腺癌，癌细胞产生黏蛋白，胞质中充满黏液，将细胞核挤压于胞质一侧，因光镜下呈"印戒样"而得名，以胃肠道原发灶多见，也可发于乳腺、胆囊、膀胱和胰腺等部位。与上一个病例黏液在细胞外不同，印戒细胞癌黏液在细胞内，恶性程度高、浸润生长，易弥散、易转移，化疗效果不佳，早期手术效果较好，晚期预后差。

　　该病例，胃部是印戒细胞癌，腹膜是腺癌，光镜下胞质中腺泡丰富，大小不一，核明显偏位，核上也能见到泡状影，这跟细胞是立体的有关，胞质中腺泡密布，被推片变成平面时，一些胞质中的腺泡会重叠到核上，瑞特 - 吉姆萨染色后可见核上也有腺泡，通过透射电镜，可以看到细胞内部结构及分布。

（七）胃高分化腺癌

病例： 患者，男性，82岁，慢性病程。1个月前出现无明显诱因下腹痛腹胀，呈阵发性，程度不剧，可忍受，伴大便未解4天余，偶有排气，无恶心、呕吐，无头晕、头痛，无胸闷、胸痛，无畏寒、发热，无咳嗽、咳痰等，持续1周后至当地医院就诊，行全腹CT平扫，报告提示：腹腔内积气积液、胃肠穿孔可能。查肿瘤指标，结果提示：癌胚抗原22.27ng/ml，糖类抗原19-9（CA19-9）67.60U/ml。予头孢地嗪抗感染、禁食、护胃解痉、补液后稍好转出院。患者出院后仍有腹胀，遂就医。检查CT，报告提示：胃体部局部胃壁增厚，考虑肿瘤性病变，局部与胰腺体尾部分界不清，胰腺实质强化程度减低，建议内镜及MRI增强检查。胃镜检查，报告提示：胃癌（必要时再次活检），胃窦息肉。病理结果提示："胃体"高分化腺癌。为进一步治疗，以初步诊断"胃恶性肿瘤"入院治疗。体液细胞形态学检查，如图3-39至图3-43所示。

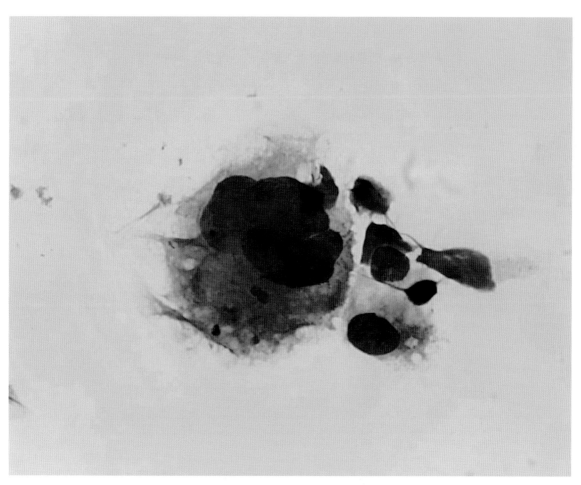

▲ 图3-39 核畸形腺癌（瑞特-吉姆萨染色，1000×）

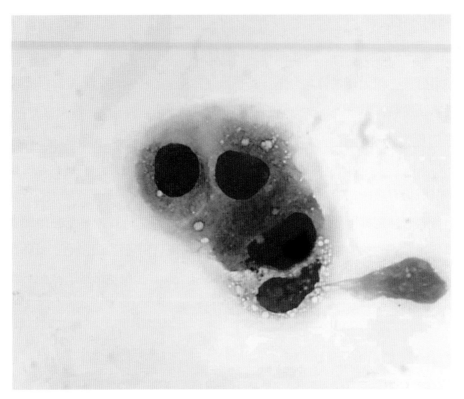

▲ 图 3-40　小堆聚集的腺癌（瑞特－吉姆萨染色，1000×）

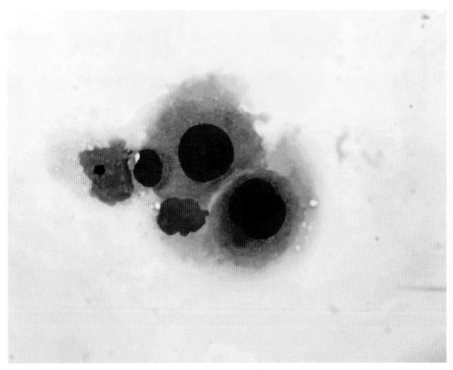

▲ 图 3-41　腺癌细胞（瑞特－吉姆萨染色，1000×），形似鳞状细胞癌

光镜下，形态易与鳞状细胞癌相混淆，无明显腺泡，胞体可见染紫红色的绒毛，边界不清晰。病理确诊
为高分化腺癌，形态学与病理诊断不相符，由于形态学的多变性，诊断以病理的结论为准

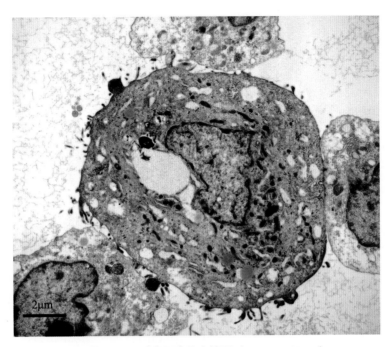

▲ 图 3-42 腺癌细胞的电镜图（TM，10 000×）

细胞周围分布明显的微绒毛，胞质中可见明显分泌泡，小而多，线粒体明显增多，游离核糖体成团或散在分布，核常染色质明显增多，提示细胞增殖分化活跃

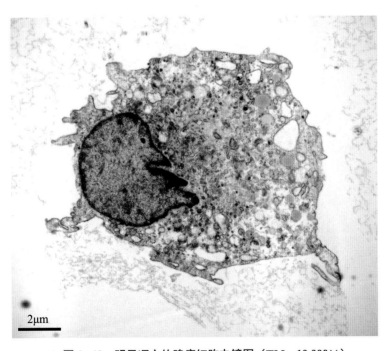

▲ 图 3-43 明显凋亡的腺癌细胞电镜图（TM，10 000×）

细胞凋亡特征更明显，细胞膜破碎，胞质中细胞器肿胀变形，部分溶解，细胞核均质样改变，染色质的颗粒感变淡。虽然细胞处于凋亡状，仍可见胞质密布小分泌泡，游离核糖体、糖原和线粒体增多，内质网肿胀破碎。体液细胞在体液中存留的时间不一，有的在体内存在很长时间，尽管及时送检，尽快检测，仍然可见凋亡细胞。从光镜形态学分析很难区分某些特殊病例是腺癌，还是鳞状细胞癌，病理免疫组化和电镜形态学分析是很好的确诊手段，这两种手段的应用也得到国际认可

（八）结肠癌术后腹腔转移

病例： 患者，男性，83 岁，慢性病程。3 个月前因"腹痛、腹胀 1 周"收治入院，完善检查及排除禁忌证行腹腔镜中转右半结肠根治性切除术、肠粘连松解术，系膜结节活检，术后患者恢复可，术后标本送病理后结果提示：右半肿瘤根治（肠癌）、系膜结节：①回盲部隆起型低分化腺癌，部分为黏液腺癌及印戒细胞癌，肿瘤大小为 4cm×3.5cm×3.5cm，浸润至浆膜下，脉管累犯（＋），神经累犯（＋）；②自检上、下切缘均阴性；③阑尾未见癌累及；④区域淋巴结（9/18 枚）见癌转移，其中自检小肠肠周淋巴结 0/7 枚，结肠肠周淋巴结 9/11 枚，另见癌结节多枚；⑤"系膜结节"纤维脂肪组织内见少量腺癌组织浸润；⑥ TNM 分期（AJCC，第 8 版）：pT_3N_2bMx。免疫组化染色结果显示：HER-2（1+）、CK7（－）、CK（Pan）（＋）、Villin（＋）、SATB2（＋）、SALL4（－）、Ki-67（70%）、CD34（血管＋）、PMS2（＋）、MSH2（＋）、MSH6（＋）、MLH1（＋）、D2-40（淋巴管＋）、CDX2（＋）、E-cadherin（＋）、EGFR（部分＋）、P53（＋，90%）。患者术后恢复可，伤口愈合可，遂出院。2 周前，患者出现无明显诱因的腹痛腹胀症状，食欲下降，肛门排气排便困难，腹胀明显，全腹膨隆，遂来院就诊，门诊以"不完全肠梗阻"收住入院。体液细胞形态学检查，如图 3-44 至图 3-52 所示。

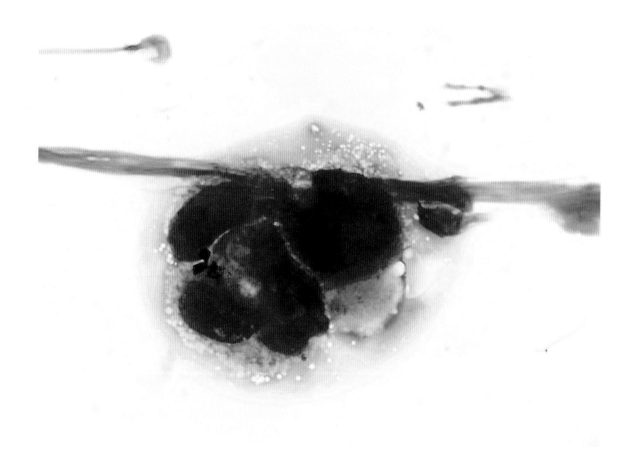

▲ 图 3-44　成团低分化结肠腺癌细胞（瑞特－吉姆萨染色，1000×）

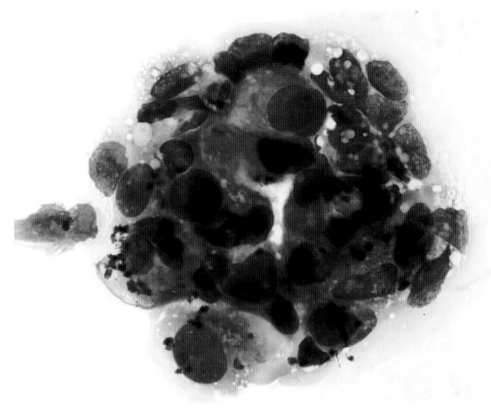

▲ 图 3-45　结肠腺癌细胞界线不清（瑞特 – 吉姆萨染色，1000×）

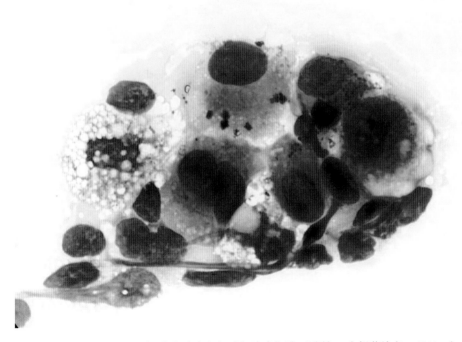

▲ 图 3-46　低分化腺癌和印戒细胞癌细胞（瑞特 – 吉姆萨染色，1000×）

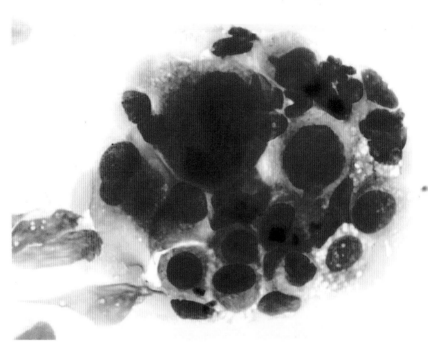

▲ 图 3-47　癌团以低分化腺癌为主（瑞特 – 吉姆萨染色，1000×）

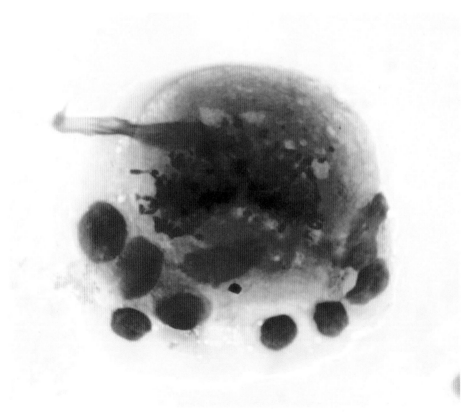

▲ 图 3-48　腺癌细胞核分裂象（瑞特 – 吉姆萨染色，1000×）

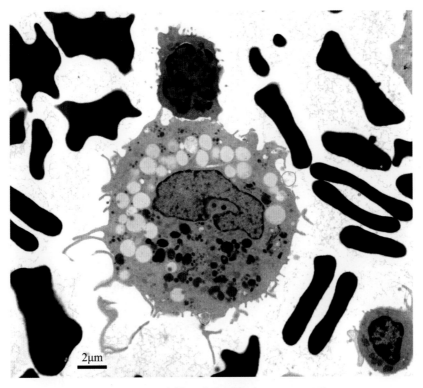

▲ 图 3-49 电镜下腺癌细胞（TM，×6000）

腺癌细胞分化较差，胞体较其他腺癌细胞小，腺泡小，没有密布整个胞质，核以常染色质为主，细胞器较多，糖原散在分布，较少成团，游离核糖体较多，较成熟腺癌细胞少，胞质外有伪足，长短不一

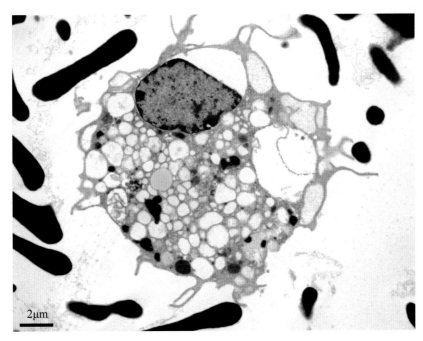

▲ 图 3-50 印戒细胞癌（TM，7000×）

肿瘤细胞胞体中等，腺泡极其丰富，大小不一，包含泡多，分泌泡多，胞核被挤到胞体边缘。大量细胞器分散在胞质间隙，有较多的细长伪足，胞核以常染色质为主，可见核仁。因制片原因，不同切面核可不完整，形态各异，但可以通过染色质区分

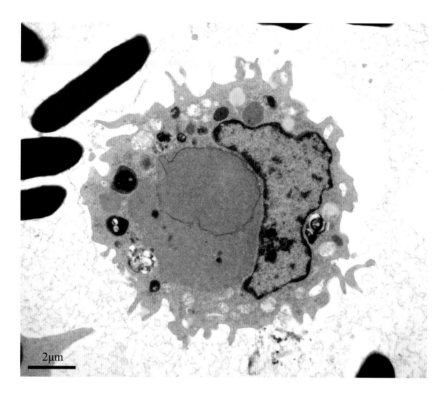

2μm

◀图 3-51 印戒细胞癌
（TM，10 000×）
肿瘤细胞有巨大的包含体，
胞核挤到一侧，呈偏位，形
成印戒样细胞，印戒细胞可
以含很多腺泡，也可以是大
腺泡推挤而成

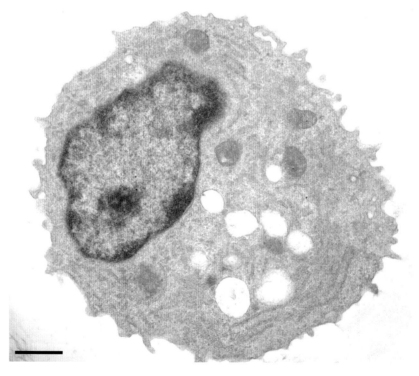

1μm

◀图 3-52 低分化腺癌细
胞（TM，20 000×）
肿瘤细胞分化较差，核仁明
显，胞体较小，胞质中内质
网丰富，合成功能强，腺泡
较少，分化程度低，还未合
成多量的腺泡，病理归为低
分化腺癌。该病例在同一个
部位可有多种类别的肿瘤细
胞，这样的肿瘤患者并不少
见，大多数为某一种肿瘤细
胞占主导地位，而其他不同
类型的肿瘤细胞有可能是起
源于多能祖细胞，受不同因
素影响而分化成不同类别，
类似于造血组织的多能干细
胞，可以分化成不同系别的
细胞，非优势细胞群，数量
极少，就有可能被忽略，如
果数量足够多，表现为几种
肿瘤细胞并存。总的来说，
细胞类型越复杂，并伴有远
处转移的患者其预后越不好

（九）卵巢癌腹腔转移

病例： 患者，女性，82岁，慢性病程。无明显诱因腹胀1个月，伴腹围增大，无明显腹痛腹泻发热。查体：神志清醒，精神尚可，无贫血貌，巩膜无黄染。腹膨隆，腹软无压痛反跳痛。辅助检查：白细胞计数 9.09×10^9/L，血红蛋白110g/L↓，血小板计数 271×10^9/L，超敏C反应蛋白125.4mg/L↑；肌酐104.4μmol/L↑；CT检查报告提示：腹腔脂肪间隙模糊，腹盆腔多发絮片渗出、积液，肠系膜区、腹膜后多发淋巴结增大。子宫、双侧附件区软组织肿块，考虑恶性肿瘤，伴腹膜后增厚伴结节，腹盆腔积液，转移可能大；腹膜后、心膈角区多发肿大淋巴结，转移可能大。建议PET检查及病理明确。患者肿瘤指标升高，CT见子宫、双附件软组织肿块，考虑妇科恶性肿瘤，伴腹腔转移，目前腹水量大，引流中，妇科会诊建议转科手术、化疗等抗肿瘤治疗，与患者家属沟通后，家属考虑患者耐受差，拒绝转科进一步治疗，目前腹水引流减症为主，支持治疗。体液细胞形态学检查，如图3-53至图3-57所示。

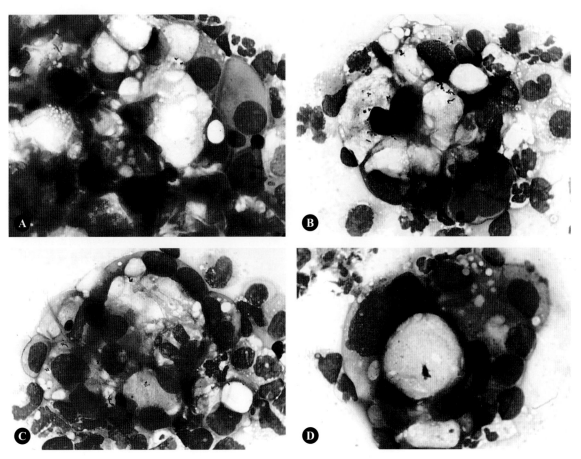

▲ 图3-53 卵巢癌细胞团（瑞特－吉姆萨染色，1000×）

该患者卵巢癌存在广泛的腹腔转移及淋巴结转移，腹水中肿瘤细胞数量多，成堆成团，肿瘤细胞团密集分布，排列紊乱，在团块边缘，或者细胞散在部位，可见"窗"，这些部位清晰可见细胞结构及异常形态

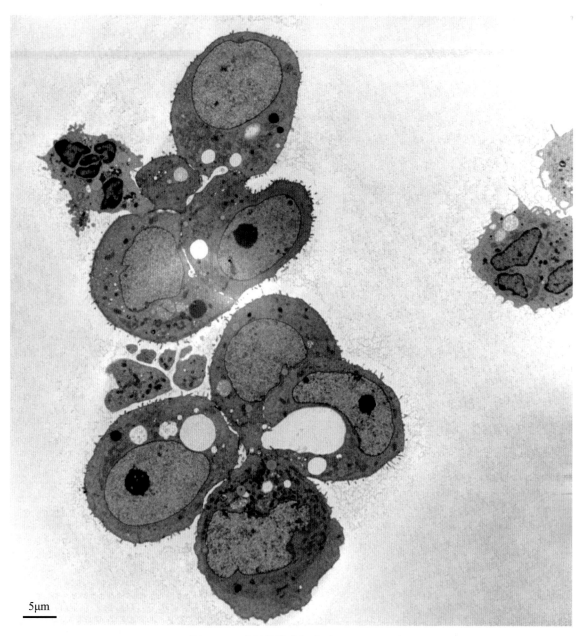

5μm

▲ 图 3-54　成团的肿瘤细胞（TM，2500×）

电镜下，肿瘤细胞与光镜下的整体形态较一致，成团出现，细胞体积大，核仁明显，染色质疏松，核畸形明显，胞质中腺泡巨大，细胞器丰富，游离核糖体数量多，细胞着色深，胞膜外侧分布细密微绒毛

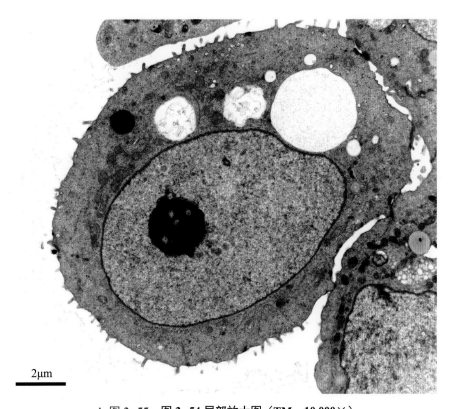

▲ 图 3-55　图 3-54 局部放大图（TM，10 000×）

肿瘤细胞胞质中丰富的线粒体、游离核糖体，核仁大如"牛眼"，染色质细腻疏松，核质比大，微绒毛短

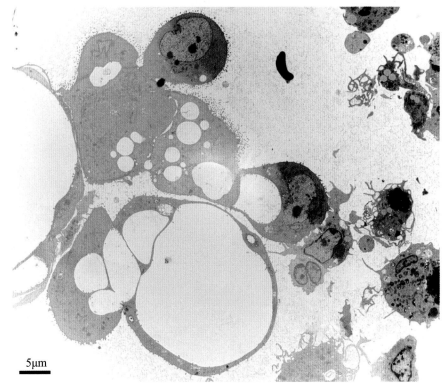

▲ 图 3-56　巨大、成团的腺泡（TM，2500×）

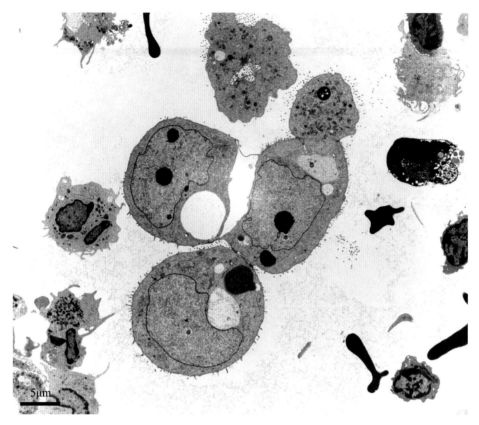

▲ 图 3-57　腺泡巨大的肿瘤细胞（TM，3000×）

肿瘤细胞腺泡巨大、微绒毛浓密、核仁大、包含体大，电镜下易见成团肿瘤细胞，形态各异，可见巨大腺泡，不规则地堆叠在一起，细胞核被挤到一边或者转到一侧而看不清。局部放大，可见核仁明显，1～2 个，常染色质为主；胞质较少，可见大腺泡，细胞器密布，游离核糖体丰富，使细胞深染，聚集的糖原不多，染色后不明显；细胞膜外可见发达的微绒毛

出现典型、大量肿瘤细胞的腺癌病例，通常在肿瘤患者终末期可见，提示预后不良。该患者由于年纪过大，确诊后未做任何进一步治疗，就出院维持治疗。随着人类人均寿命的延长，肿瘤患者的比例势必逐年增加，体液细胞形态学能早诊断、早治疗，为患者赢得宝贵的治疗时间和较好的治疗效果，避免一旦确诊即是终末期，积重难返，能大大提高患者的生存质量，实现较长的带瘤生存期，也能节省医疗费用支出。

（十）胆囊中分化腺癌

病例：老年患者，男性，71 岁，急性病程。因"进食后感上腹部不适"入院，磁共振报告提示：肝内外胆管汇合处管壁增厚伴肝内胆管扩张，炎性改变较肿瘤性病变可能大，胆管癌不除外，建议治疗后复查。常规组织病理检查与诊断提示："胆总管肿物"中分化腺癌，3cm×2cm，肿瘤浸润胆总管壁全层，神经累及（＋），脉管累犯（＋）。体液细胞形态学检查，如图 3-58 至图 3-62 所示。

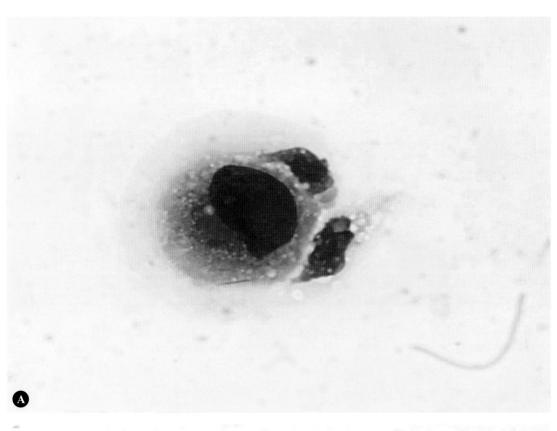

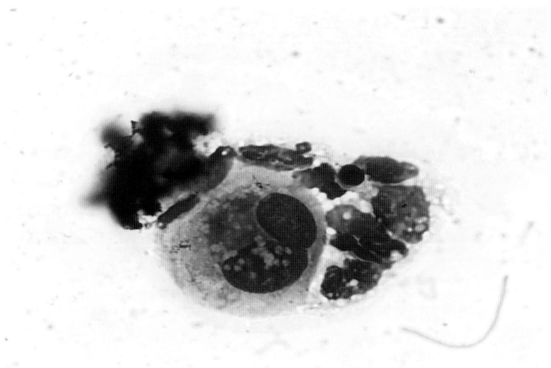

▲ 图 3-58 单个、散在的肿瘤细胞，体积小，核质比大，腺泡小而密（瑞特 - 吉姆萨染色，1000×）

散在、单个细胞，异形性明显，但很难与中高度核异质间皮细胞相区别，这类细胞通常是黏液性，易黏附染料渣，找到典型细胞团，才可以确诊

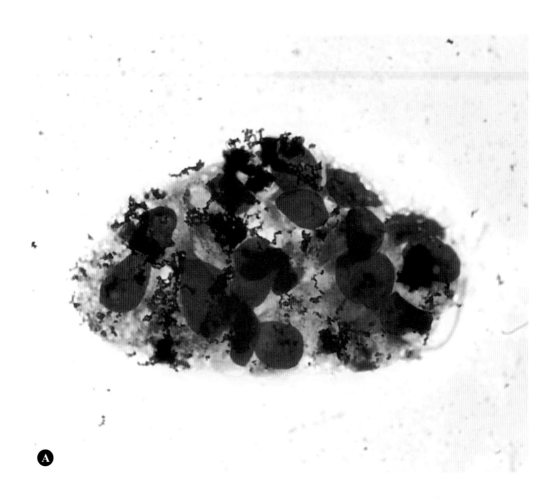

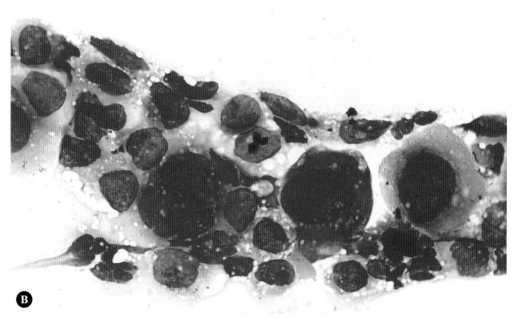

▲ 图 3-59 成堆、成团的腺癌细胞，排列紊乱，异形性明显（瑞特－吉姆萨染色，1000×）

分化程度较高的中分化腺癌，表现为细胞分化较好，胞体中等，胞质中的小腺泡少量到中量，形似核中度异质细胞，极易漏检，电镜下形态，恶性肿瘤细胞的本质显露无遗

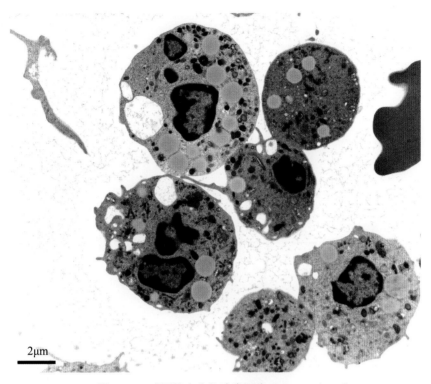

▲ 图 3-60　成团的中分化腺癌细胞（TM，8000×）

电镜下，体积不大，核较成熟，常染色质的比例较低，异染色质较多，但胞质内游离核糖体多，使细胞着色较深，小腺泡中等量，其他细胞器亦丰富，自噬泡明显，内容物由于染色固定时溶解，图中自噬泡常呈白色空泡状，残留较少内容物，较腺癌细胞分泌型腺泡，腺泡内容物通常完整，呈浅灰黑色、均质样，两者略有不同

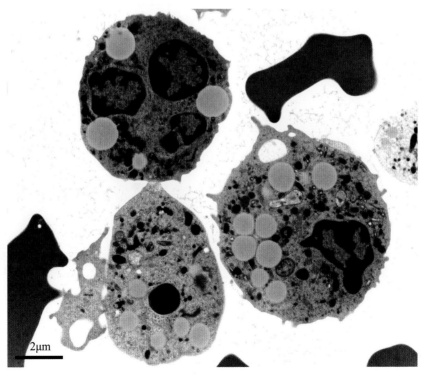

▲ 图 3-61　中分化腺癌细胞（TM，10 000×）

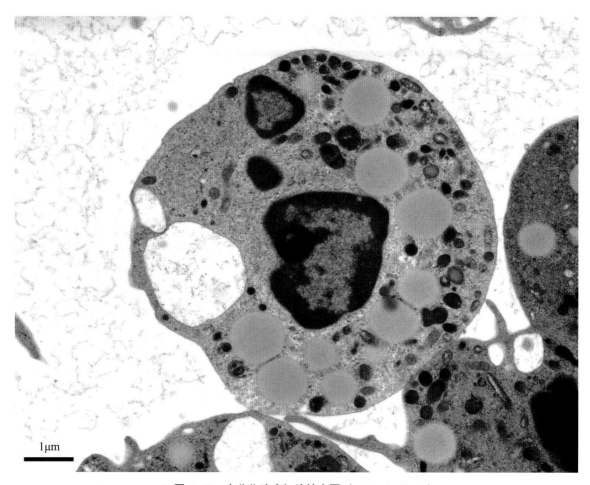

▲ 图 3-62　中分化腺癌细胞放大图（TM，15 000×）

电镜下放大后的中分化腺癌细胞，线粒体丰富，游离核糖体数量众多，灰黑色的腺泡密布于胞质，能明显区别于核异质的间皮细胞

（十一）肺泡灌洗液中的早期肺腺癌

病例： 患者，男性，34 岁，急性病程。1 周前因受凉出现发热，无寒战，伴咳嗽、咳痰，咳黄色痰，无胸闷、气促，无恶心、呕吐，无腹痛、腹胀等不适于急诊就诊，胸部 CT 平扫检查提示：左肺上叶感染性病变，请结合临床及相关检查。拟诊断"肺炎"入院治疗。支气管镜常规检查提示：支气管镜所见范围未见明显新生物。细胞病理学检查与诊断（左舌支纤支镜毛刷）检查提示："纤支镜液基涂片"未找到癌细胞。体液细胞形态学检查，该患者肺泡灌洗液计数细胞不多，通过细胞离心涂片机制片，发现了少量散在或成团的腺癌细胞。体液细胞形态学检查，如图 3-63 至图 3-67 所示。

该患者液基细胞学检查时，由于有核细胞太少，细胞蜡块切片存在随机性，细胞丢失率高，容易漏检肿瘤细胞。体液细胞形态学检查通过离心浓缩富集后，再用细胞离心涂片机制片，几乎所有细胞都被富集在载玻片上，减少细胞丢失，易见肿瘤细胞团和散在的肿瘤细胞。体液细胞形态学在早期肿瘤诊断突显优势，归功于浓缩制片及细胞离心涂片机的应用，提高了肿瘤及其他疾病的检出率，对于疾病的早诊断和早治疗有着重要的临床意义。

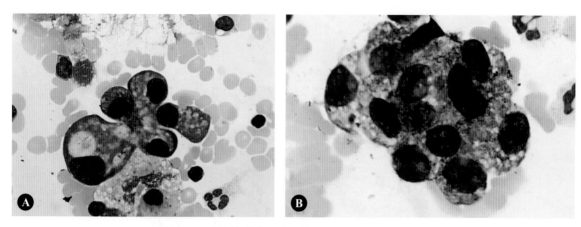

▲ 图 3-63　成团的腺癌细胞（瑞特－吉姆萨染色，1000×）

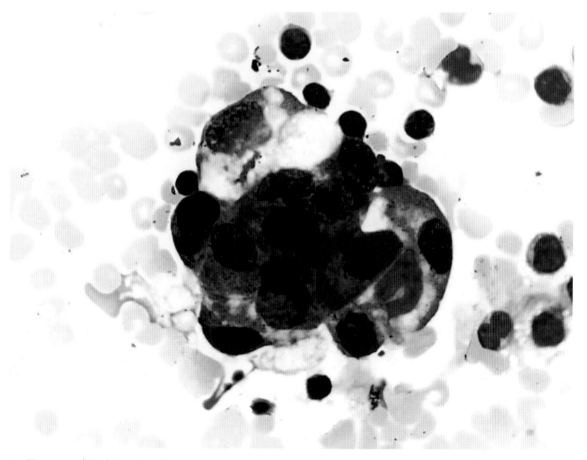

▲ 图 3-64　成团腺癌细胞，排列紊乱，丧失极性，边缘可见较完整的腺癌细胞（瑞特－吉姆萨染色，1000×）

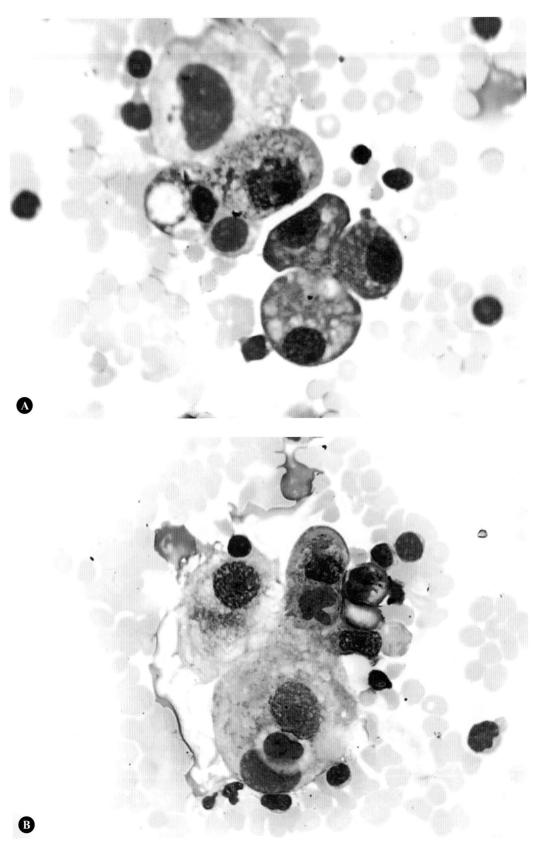

▲ 图 3-65　自噬和吞噬的肿瘤细胞，可见吞噬体（瑞特 - 吉姆萨染色，1000×）

肿瘤细胞无序生长，增殖能力旺盛，自噬和吞噬现象明显，图 B 可见肿瘤细胞异常吞噬现象

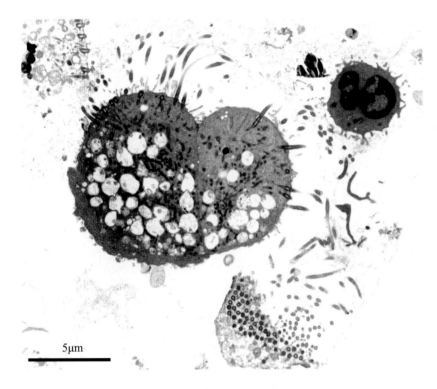

5μm

◀ **图3-66 腺癌细胞和破碎的纤毛柱状上皮细胞（TM，7000×）**

腺癌细胞上覆盖了旁边破碎纤毛柱状上皮细胞的纤毛，细胞核被挤到一侧，切片不易切到核，胞质的恶性特征明显（游离核糖体多、着色深，糖原散在、成团出现，腺泡多，线粒体丰富，细胞膜外可见短而密的绒毛）。典型的淋巴细胞核呈圆形或椭圆形，图右上方是一个活化的淋巴细胞，胞核凹陷不规则，胞核异染色质丰富，常染色质少量，染色质厚重、块状；胞质量少，细胞器少；细胞膜外绒毛短而粗。体液标本陈旧，或者形成时间长，淋巴细胞易被激活变形，最先改变的是胞核形状；淋巴细胞受刺激产生抗体，染色质通常会由异染色质为主状态转变成常染色质增多的活化状态，胞体常增大，形态多样

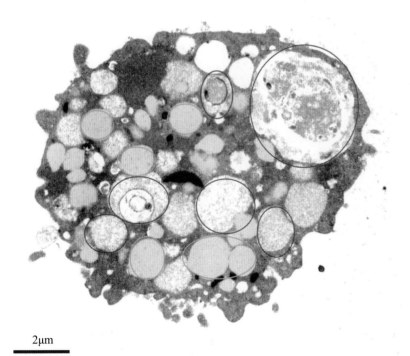

2μm

◀ **图3-67 腺癌细胞（TM，12 000×）**

红圈标注的是自噬或吞噬泡，内容物部分被吸收或重利用，残余小体明显，是肿瘤细胞多见的形态特征，肿瘤细胞依靠活跃的自噬或吞噬实现内环境稳定及材料重复利用，维持其高速的增殖和发育；蓝圈标注的是分泌泡，均质、灰黑色，腺癌细胞有丰富的分泌泡，与其细胞来源有关，腺体来源的肿瘤细胞常存在异常分泌功能，有的细胞还可以分泌激素类物质，导致肿瘤相关内分泌紊乱综合征

（十二）肺腺癌多处转移

病例：患者，男性，66 岁，慢性病程，急性加重。6 年前确诊肺恶性肿瘤（腺癌），经多种方案化疗及靶向治疗，症状反复，期间患者反复胸腔积液，予胸腔穿刺引流。拟"呼吸衰竭、肺恶性肿瘤伴转移"入院治疗。胃镜检查结果显示："胃壁结节"小片炎性纤维组织及肉芽组织，表面被覆炎性渗出物，符合消化道穿孔病理改变。胸部 CT 报告示：右肺支气管变窄、部分显示不清，右侧胸腔大量积液伴肺不张，左肺见少许斑片影，左肺门无增大，气管及左侧支气管通畅，纵隔多发淋巴结肿大，左侧胸腔积液伴邻近肺组织膨胀不全；右侧胸膜结节状增厚；两侧胸壁皮下水肿；食管扩张；附见：腹腔积液。体液细胞形态学检查，如图 3-68 至图 3-76 所示。

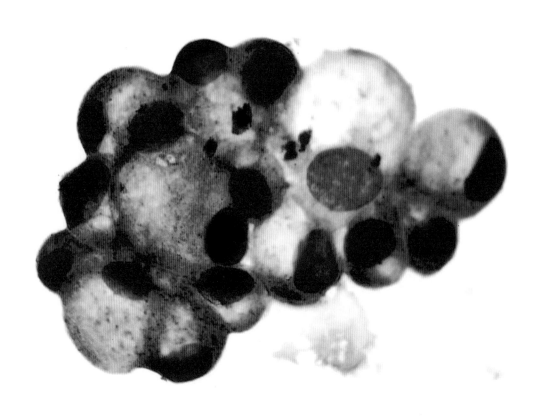

▲ 图 3-68　成团的腺癌细胞（瑞特－吉姆萨染色，1000×）

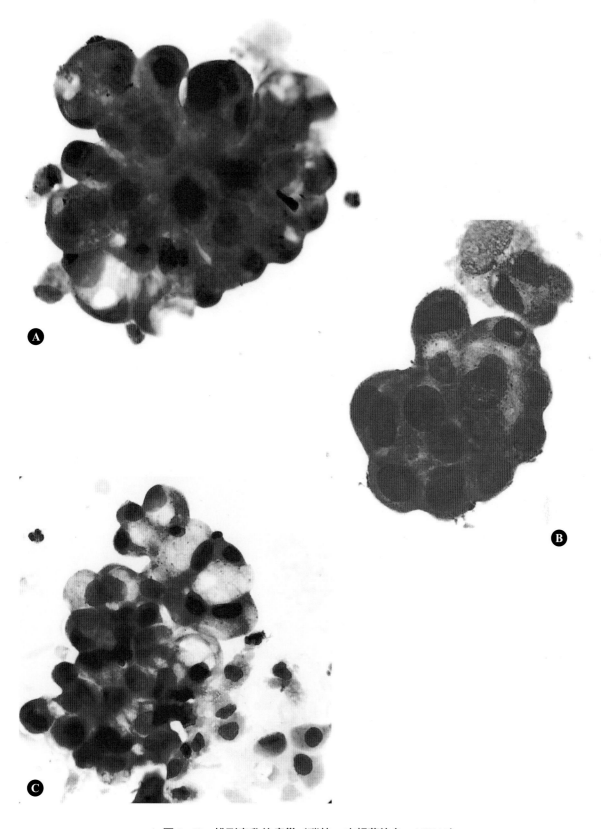

▲ 图 3-69　排列紊乱的癌巢（瑞特－吉姆萨染色，1000×）

单个肿瘤细胞体积较小，成堆成团，呈典型的腺腔样癌巢排列，具有肿瘤细胞排列的特点：极性紊乱，大小不一，腺腔样，层次不清。光镜下紫色密集的颗粒在电镜下均为黑色的自噬泡

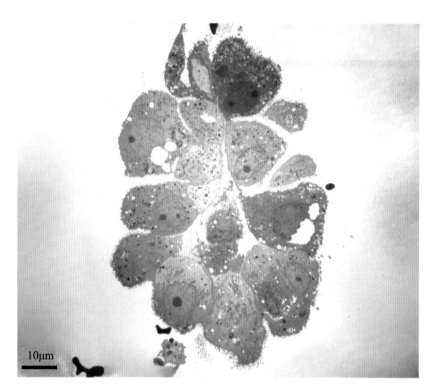

▲ 图 3-70　完整的癌巢，排列紊乱，细胞异质性明显（TM，1500×）

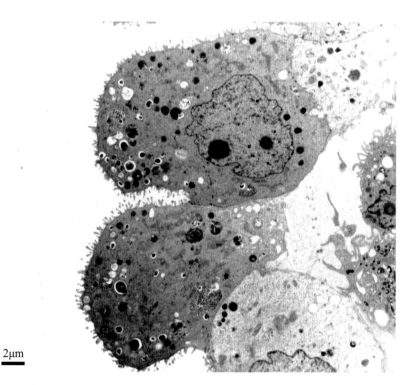

Ⓐ　2μm

▲ 图 3-71　癌巢局部放大电镜图（A. TM，×5000；B. TM，12 000×）

光镜下紫红色的颗粒，电镜下为自噬或吞噬泡。胞膜外微绒毛密集，核畸形、常染色质为主、核仁大，胞质中细小的游离核糖体丰富、胞体着色黑，糖原成团分布，细胞间边界清晰

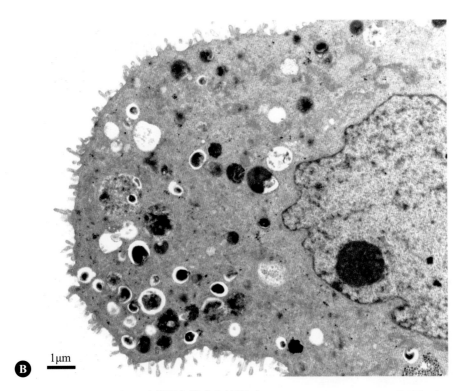

1μm

B

▲ 图 3-71（续）　癌巢局部放大电镜图（A. TM，×5000；B. TM，12000×）

光镜下紫红色的颗粒，电镜下为自噬或吞噬泡。胞膜外微绒毛密集，核畸形、常染色质为主、核仁大，胞质中细小的游离核糖体丰富、胞体着色黑，糖原成团分布，细胞间边界不清

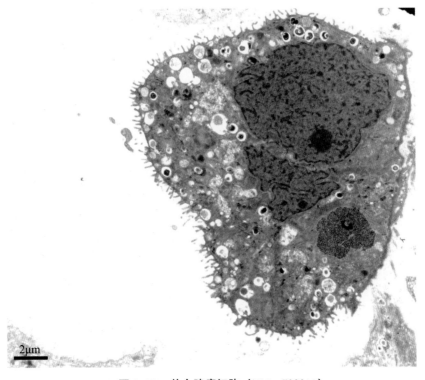

2μm

▲ 图 3-72　单个腺癌细胞（TM，7000×）

肿瘤细胞恶性程度很高、核畸形、核仁明显，胞质吞噬泡丰富，游离核糖体数量多、糖原丰富、聚集成大团块状、胞体着色深，线粒体丰富，细胞膜上微绒毛丰富、密集，是协助肿瘤细胞黏附、种植、转移的工具

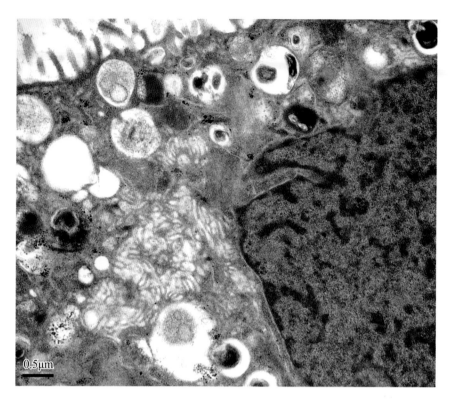

▲ 图3-73　图3-72 单个腺癌细胞局部放大电镜图（TM，25 000×）
通过图片可看到发达的内质网及各种自噬泡和吞噬泡，糖原丰富

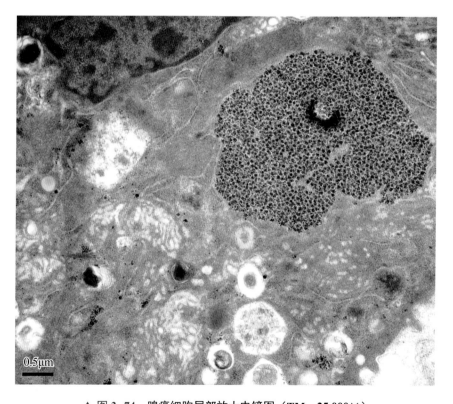

▲ 图3-74　腺癌细胞局部放大电镜图（TM，25 000×）
图中可见呈大团的丰富的糖原α颗粒，内质网系统发达，一些内质网间隙增宽，膜完整性不强，有凋亡倾向

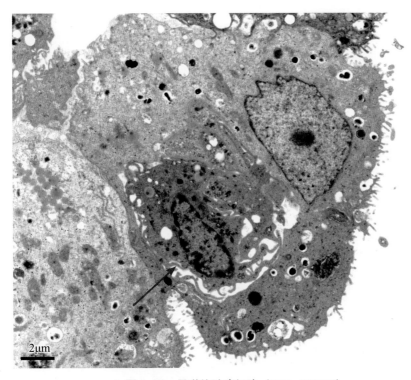

▲ 图 3-75 吞噬体肿瘤细胞（TM，7000×）

肿瘤细胞将一个巨噬细胞（箭）完整吞噬入胞质，被吞噬的巨噬细胞胞核异染色质较多，不规则，无核仁，胞质中有次级溶酶体形成的吞噬泡，胞膜上伪足丰富、细长、折叠扭曲，不同于肿瘤细胞细密而短的微绒毛

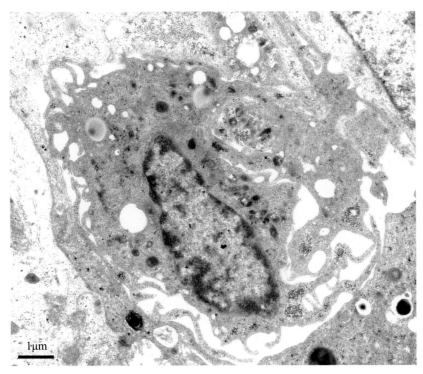

▲ 图 3-76 被吞噬的巨噬细胞（TM，15 000×）

被吞噬的巨噬细胞，成团肿瘤细胞常见肿瘤细胞与其他细胞互相吞噬，可能是身体防御系统和肿瘤的博弈，或者与肿瘤的发生、生长及转移有密切关系

（十三）肝门部胆管中分化腺癌

病例：患者，女性，72 岁，慢性病程。7 个月前，因发热伴皮肤巩膜黄染，诊断考虑肝门部胆管癌伴梗阻性黄疸，在全麻下行"胆囊及肝外胆管切除，肝十二指肠韧带淋巴结清扫，肝门部胆管整形，肝门空肠吻合术"。术中见右前叶肝管及左肝管汇合部可触及不规则质硬肿块，下缘距胰腺 2cm，门静脉分叉部及左右支受肿瘤侵犯，侵犯周径 1/2 以上，右肝动脉被肿瘤包绕，术后病理报告提示：①肝外胆管腺癌，2.5cm × 1.2cm，中分化，浸润胆管壁全层，侵及神经；②区域淋巴结及胆管旁淋巴结未见转移（0/1，0/1）；③胆囊慢性结石性胆囊炎，伴腺肌病。免疫组化结果为 CK7（＋）、CEA（＋）、CK19（＋）、Villin（＋）、Hep–1（－）、HBsAg（－）、CK20（－）、CK5/6（－）、CAM5.2（＋）、Muc–1（＋）、HER2（－）。基因检测 *KRAS* 突变。胰胆管磁共振成像（magnetic resonance cholangiopancreatography, MRCP）报告提示，肝门部胆管癌术后，肝左叶及肝门区肿瘤复发可能；腹膜后软组织影；少量腹水。患者反复发热，2 周前开始纳差明显，伴恶心、腹胀、乏力，时有腹痛，程度可耐受，有白黏痰不易咳出，无胸闷、心慌，无停止排气排便，拟诊断"肝门部胆管癌"入院治疗。腹水体液细胞形态学检查，如图 3-77 至图 3-81 所示。

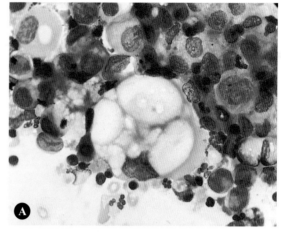
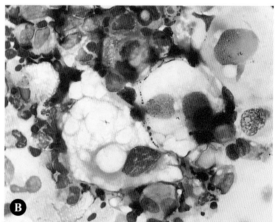
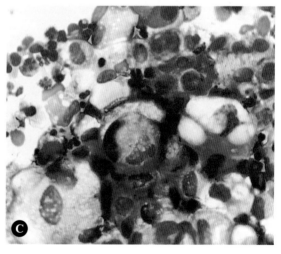

▲ 图 3-77　典型的腺癌细胞及癌巢（瑞特 – 吉姆萨染色，1000×）

肿瘤细胞团内可见吞噬嵌合的肿瘤细胞，排列紊乱，无极性，无层次，癌巢内肿瘤细胞分化程度不一，分化程度较高的肿瘤细胞体积较大，腺泡明显，而分化程度较低的肿瘤细胞体积偏小，核质比大，腺泡小而不明显

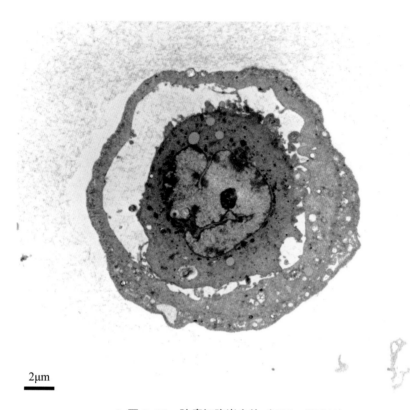

2μm

▲ 图 3-78　肿瘤细胞嵌合体（TM，6000×）

肿瘤细胞特征明显，被吞噬的肿瘤细胞分化较差，核仁明显，核质比大，成熟的标志较少

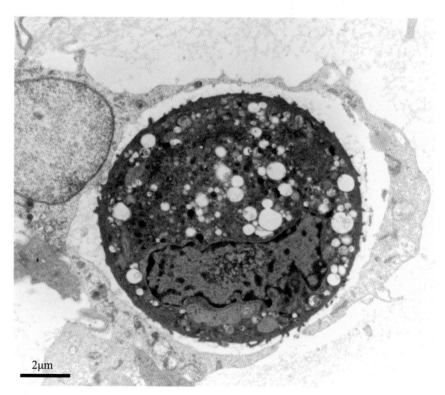

2μm

▲ 图 3-79　被凋亡肿瘤细胞包裹的肿瘤细胞（TM，10 000×）

图中凋亡的肿瘤细胞包裹着另一个肿瘤细胞，细胞在吞噬大的细胞后，往往会出现自身凋亡

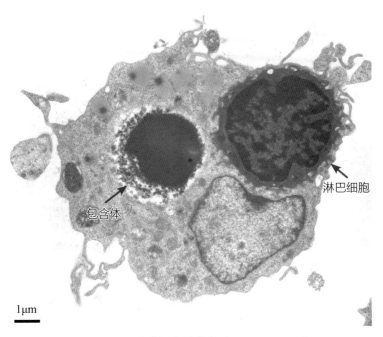

▲ 图 3-80　肿瘤细胞吞噬体（TM，12 000×）

肿瘤细胞吞噬体内有大包含体及一个淋巴细胞。肿瘤细胞核以常染色质为主，腺泡丰富；淋巴细胞以聚集的异染色质为主，浆较少；包含体结构不清晰，致密、均质

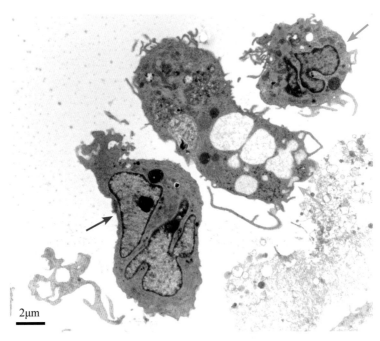

▲ 图 3-81　腺癌细胞（TM，10 000×）

图中肿瘤细胞核畸形明显，属中分化的腺癌，部分细胞较幼稚，而部分细胞发育得比较成熟，红箭所示核畸形明显的腺癌细胞比较幼稚，核仁大而明显，染色质以常染色质为主，异染色质量少；核浆比大，胞质不多，腺泡发育不明显，较中间的肿瘤细胞明显幼稚一些。黄箭所示细胞是个发育较成熟的腺癌细胞，虽然这个平面核没有切到，但是胞质中大而密的腺泡就说明它相对成熟，游离核糖体多，糖原丰富，颜色灰黑。绿箭所示细胞是个活化的巨噬细胞，胞体没有肿瘤细胞大，伪足细长，核折叠扭曲，染色质较成熟，异染色质明显比肿瘤细胞的多，没有核仁，胞质中吞噬泡和溶酶体丰富，由于吞噬较多的东西，故细胞颜色也较深，比未活化的巨噬细胞颜色更深

（十四）直肠腺癌全身多处转移

病例：患者，男性，60 岁，慢性病程。3 年前行结肠镜检查，报告结果提示：直肠癌、结肠多发息肉切除术。病理结果提示："直肠肿块活检"腺癌。肛肠外科入院后行腹部 CT、直肠磁共振、全身 PET-CT 等检查，提示直肠癌伴肝脏、淋巴结多发转移，分期 $cT_{4b}N_2M_{1b}$。经多学科会诊讨论后，行 mFOLFOX6 方案化疗，后行 mFOLFXOX+贝伐珠单抗方案化疗 6 次，定期复查，疗效评价 PR。1 年零 9 个月前，肝脏磁共振报告提示，肝内多发结节，考虑转移灶，病灶较前片（CT 报告）增大。拟诊断"直肠癌"入院治疗。胸腔积液体液细胞形态学检查，如图 3-82 至图 3-88 所示。

肿瘤细胞生长学说提示：肿瘤细胞的倍增时间指细胞分裂繁殖为两个子代细胞所需的时间，多数恶性肿瘤细胞的倍增时间并不比正常细胞更快，所以恶性肿瘤生长迅速可能主要不是肿瘤细胞倍增时间缩短所致，而肿瘤细胞的生长分数指肿瘤细胞群体中处于增殖状态的细胞的比例，处于增殖状态的细胞不断分裂繁殖，其分裂繁殖越活跃，生长分数越高。该病例肿瘤细胞分化程度低，病程进展迅速，全身多处转移，肿瘤细胞的生长分数较高，预后不良。

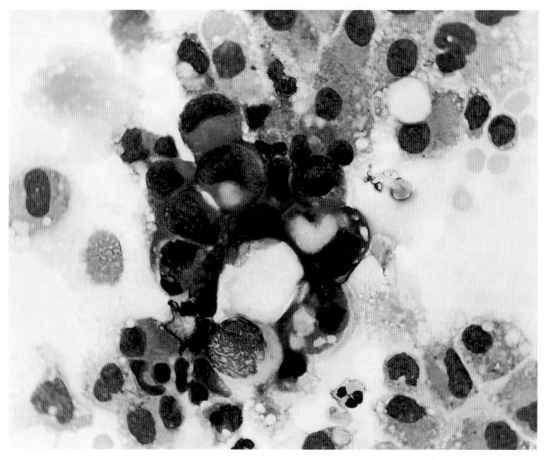

▲ 图 3-82　癌巢（瑞特－吉姆萨染色，1000×），细胞排列极性紊乱

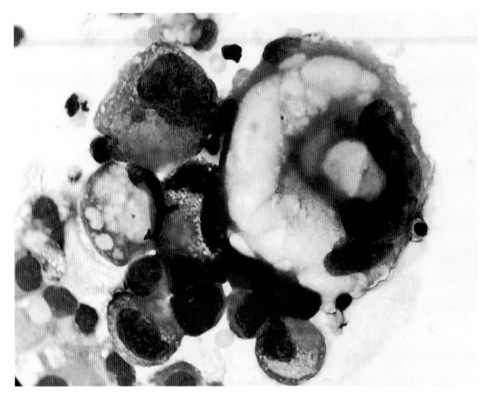

▲ 图 3-83　腺癌细胞（瑞特 – 吉姆萨染色，1000×）

腺癌细胞，形态典型，胞体巨大、核大、核质比大，腺泡立体丰富、云雾状，胞核受挤压偏于胞体边缘，核畸形明显

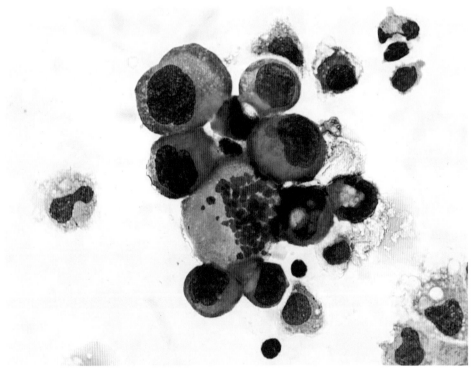

▲ 图 3-84　肿瘤细胞核分裂象（瑞特 – 吉姆萨染色，1000×）

非整倍体多见，排列不规则，肿瘤细胞大小不一

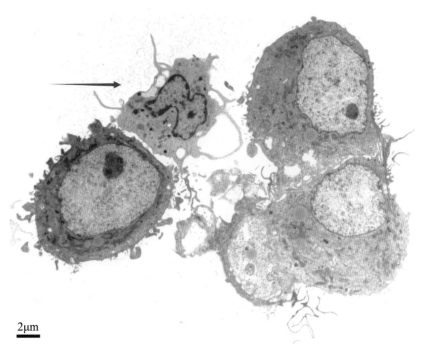

2μm

▲ 图 3-85　成团的腺癌细胞（TM，5000×）

图中红箭所指为巨噬细胞，异染色质较多，核不规则，伪足长而数量较少；其余都是肿瘤细胞，图左的肿瘤细胞分化差；图右下肿瘤细胞分化程度相对较高，核浆比小，核仁不明显，胞质丰富，有个巨大的腺泡，但细胞处于凋亡期，染色质松散，细胞膜不清晰

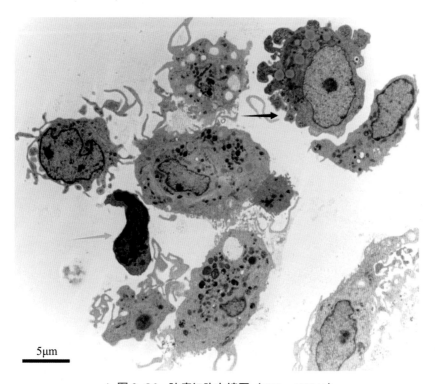

5μm

▲ 图 3-86　肿瘤细胞电镜图（TM，4000×）

图中黑箭为肿瘤细胞（核幼稚、核仁明显、常染色质丰富，胞质中糖原成团出现、腺泡小而多、线粒体丰富、内质网丰富）；蓝箭为淋巴细胞（核浆比大、核异染色质为主、涂抹感强，胞质少、细胞器少）；其余均是巨噬细胞，颜色浅，溶酶体丰富，核不规则，胞质多少不一，伪足长而折叠卷曲

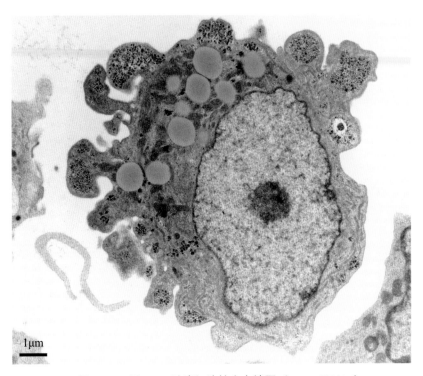

▲ 图 3-87　图 3-86 肿瘤细胞放大电镜图（TM，5000×）

肿瘤细胞糖原丰富，成团分布在细胞质中，线粒体数量众多，腺泡较小，大小不一，内质网围绕核层叠分布；细胞核常染色质为主，核仁大如牛眼；该病例幼稚肿瘤细胞比例高，胞体均较小，核质比大，核仁明显

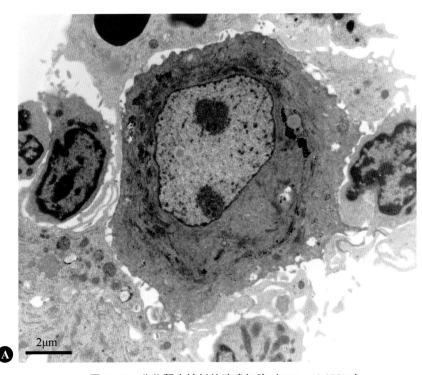

▲ 图 3-88　分化程度较低的腺癌细胞（TM，10 000×）

肿瘤细胞均体积偏小，核质比大，核仁大如牛眼，提示肿瘤细胞偏幼稚；胞质中糖原成团分布，线粒体数量多，内质网在核周层叠分布，提示肿瘤细胞生长增殖迅速；患者预后不良，采样后没多久就离世了，充分说明了肿瘤细胞的生长分数高的患者转移及进展较快

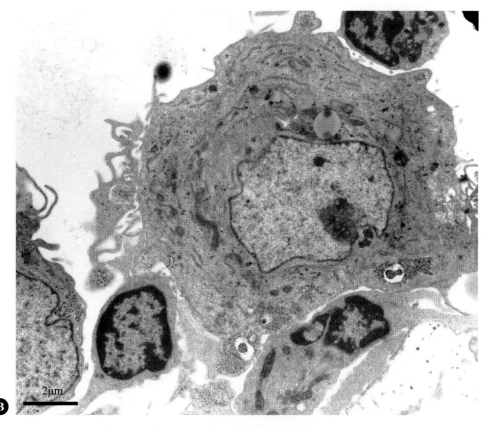

▲ 图3-88（续） 分化程度较低的腺癌细胞（TM，10 000×）

肿瘤细胞均体积偏小，核质比大，核仁大如牛眼，提示肿瘤细胞偏幼稚；胞质中糖原成团分布，线粒体数量多，内质网在核周层叠分布，提示肿瘤细胞生长增殖迅速；患者预后不良，采样后没多久就离世了，充分说明了肿瘤细胞的生长分数高的患者转移及进展较快

（十五）直肠腺癌多处转移

病例：患者，女性，46岁，慢性病程。5个月前，无明显诱因出现肛周持续性隐痛，伴有腹胀、便秘，查肿瘤标志物提示：癌胚抗原：16.6ng/ml，糖抗原125：1418.6U/ml，糖抗原199：3488.5U/ml。肠镜报告提示：直肠肿物（首先考虑肿瘤），查无痛肠镜 ES 报告提示：直肠占位，考虑肿瘤。肠镜病理活检结果提示：（直肠）腺癌。查 PET-CT 报告提示：①直肠乙状结肠交界区肠壁明显增厚伴 FDG 代谢增高，考虑恶性病变；②左髂总血管旁团状及条状软组织影，FDG 代谢增高，考虑转移；③直肠周围脂肪间隙、腹膜后多发淋巴结肿大，部分 FDG 代谢增高，倾向转移。甲状腺两叶多发结节伴 FDG 代谢增高，恶性病变可能性大。无手术指征，XELOX 方案化疗。复查 CT 与以前 CT 对比结果显示：①两肺散在多发小结节，转移可能，较前大致相仿；②肝多发稍低密度结节，较前增大、增多，转移考虑；③肝 S6 段血管瘤考虑较前相仿，胆囊结石；④腹膜后多发小淋巴结，较前相仿。附见：甲状腺两侧叶结节，请结合其他检查。提示病情进展。腹水可见大量肿瘤细胞。体液细胞形态学检查，如图 3-89 至图 3-95 所示。

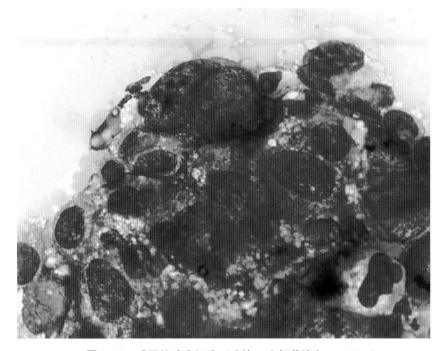

▲ 图 3-89　成团的腺癌细胞（瑞特－吉姆萨染色，1000×）

腺癌细胞成团分布，细胞间隙不明显，癌巢边缘细胞较清晰，可观察肿瘤细胞特征，核明显畸形，胞质少，核仁多，细胞腺泡增多

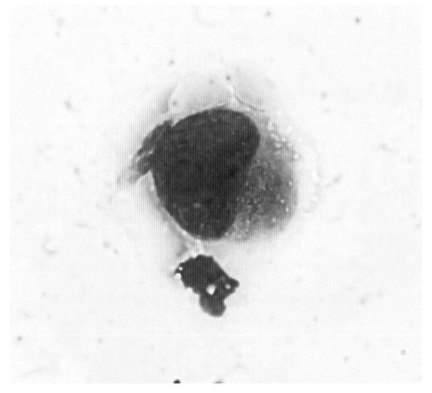

▲ 图 3-90　裸核样的肿瘤细胞（瑞特－吉姆萨染色，1000×）

裸核的肿瘤细胞较多，核质比大，核仁明显，胞体大小不一，畸形明显，胞质中腺泡细小。一些细胞呈破碎样，提示细胞处于凋亡前或凋亡状态

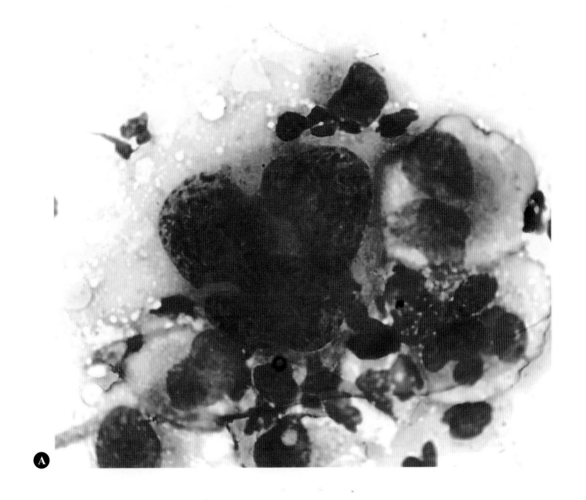

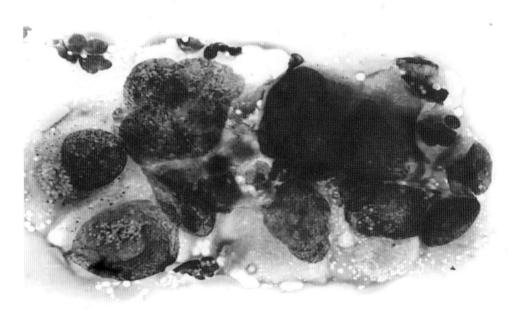

▲ 图 3-91 畸形、紊乱的肿瘤细胞（瑞特 - 吉姆萨染色，1000×）

此类肿瘤细胞排列的极性消失，没有层次和方向，紊乱堆叠，体现了肿瘤细胞生长的无序

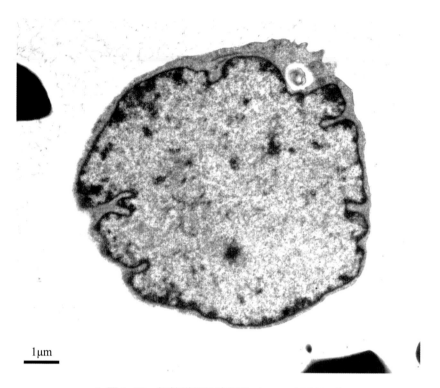

1μm

▲ 图 3-92　裸核样的肿瘤细胞（TM，15 000×）

细胞裸核样，电镜下可见极少胞质，细胞核染色质松散，凋亡感，胞质中细胞器少见，仅见一个吞噬泡

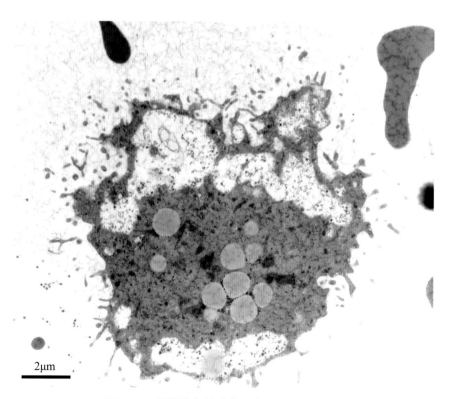

2μm

▲ 图 3-93　崩解状态的肿瘤细胞（TM，10 000×）

肿瘤细胞崩解状态，不见胞核，胞质中腺泡融合成一体，少量腺泡和细胞器在细胞中央，细胞膜有残缺

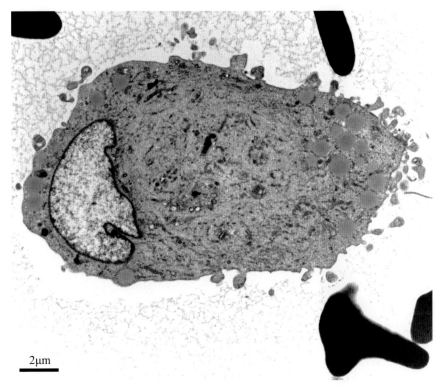

2μm

▲ 图 3-94　肿瘤细胞（TM，8000×）

肿瘤细胞胞体完整，但胞核有明显凋亡迹象，染色质松散，结构不清晰。胞质中细胞器结构不清晰，破碎，溶解多见

　　影响凋亡的因素包括抑制因素和诱导因素，前者有生长因子、细胞基质、甾体激素和某些病毒蛋白等，后者有生长因子缺乏、糖皮质激素、自由基及电离辐射等。参与凋亡过程的相关基因有几十种，*c-myc* 等基因可能具有双向调节作用。生长因子充足时促进细胞增殖，生长因子缺乏时引起细胞凋亡。凋亡不足或缺乏可以使相关细胞寿命延长，引起疾病，如肿瘤和自身免疫性疾病。肿瘤细胞的过度增殖造成其生长因子不足以支持所有细胞维持高速的增殖和发育，导致凋亡肿瘤细胞多见。电镜观察也可以印证。辐射或化疗药物可以引起细胞 DNA 的损伤，这种损伤诱发 p53 蛋白的表达增加。p53 蛋白增加使细胞停滞在 G_1 期，进行 DNA 修复。假如 DNA 损伤太大不能修复，则 p53 诱导细胞凋亡。如果 *p53* 基因突变或丢失，不能诱导凋亡，细胞就存活，最终这种有 DNA 损伤的细胞就发生恶性转化，肿瘤形成。如果加上端粒酶始终保持活性（细胞每有丝分裂一次，端粒将缩短 50～200 个核苷酸，直至细胞衰老不再分裂，而端粒酶可以反转录延长缩短的端粒），该细胞就能永生了，如 HeLa 细胞。该病例肿瘤细胞多见凋亡，不属于永生系列的肿瘤细胞，但生长分数较高，全身各部位明显转移，预后不良。

（十六）乳腺浸润性小叶癌（腺癌）转移

病例：患者，女性，64岁，慢性病程。1997年，因"左侧乳腺肿大"诊断为"左侧乳腺癌"，行左乳腺癌根治术，术后未行放化疗及内分泌治疗，定期复查未见明显肿瘤复发转移。2016年8月患者自行扪及左侧胸壁近胸骨旁肿块，未予重视。2017年2月查肿瘤标志物升高，乳腺超声报告提示：左乳术后，左前胸实质性占位（侵犯肋骨）。左侧胸壁肿块穿刺病理示："左侧胸壁穿刺"浸润性癌。免疫组化染色结果提示：P53（－）、Calponin（－）、GCDFP15（－）、P120（膜＋）、P63（－）、AR（＋）、CK5/6（－）、ER（＋95%，强）、HER2（1＋）、Ki-67（＋20%）、PR（＋15%，中等）。2017年3月8日全身骨显像ECT报告提示：胸骨点状骨代谢活跃灶，结合CT，骨转移不除外。2017年3月11日查肝胆增强磁共振报告提示：肝门部多发结节影，结合病史，考虑淋巴结转移。排除禁忌证后行TX（紫杉醇＋卡培他滨）方案一线化疗6周期后予左胸壁皮下肿块姑息放疗（DT 5000cGy/25f）。之后病情稳定。2018年9月3日复查乳腺、腋窝淋巴结超声结果显示：左侧锁骨下方胸骨旁肋间隙可见一低回声区，大致范围为29mm×19mm×24mm，右侧腋下可见多个低回声结节，较大者为14mm×6mm，考虑转移灶可能。查锁骨上及颈部淋巴结超声结果提示：双侧颈部及锁骨上探及多枚淋巴结，较大者为34mm×19mm（左颈部Ⅳ区）、13mm×8mm（右颈部Ⅳ区），考虑淋巴结转移。2018年9月12日查常规病理结果显示："左锁骨上肿块穿刺活检"恶性肿瘤，考虑淋巴结转移性癌。免疫组化染色结果：CAM5.2（＋）、CK（Pan）（＋）、CD38（－）、CD79a（－）、Mum-1（－）、ER（95%3＋）、PR（30%2＋）、HER-2（2＋）、Ki-67（28%＋）、P120（浆＋）、AR（＋）、GATA3（＋）、E-cadherin（－）、P63（－）、CK5/6（－）、mammaglobin（＋）、CgA（－）、SYN（－）、CD56（－）、CD138（＋）、SOX10（－）、GCDFP-15（－）、Actin（HHF35）（－）。结合免疫组化标记符合乳腺浸润性小叶癌转移。分子染色结果：*HER2*基因未扩增（阴性）。

诊断：①恶性肿瘤内分泌治疗；②左乳腺恶性肿瘤（术后、浸润性小叶癌、Ⅳ期），多个部位淋巴结继发恶性肿瘤（颈部、锁骨上、肝门、腋下、局部放疗后），胸壁继发恶性肿瘤（局部放疗后）、骨骼继发恶性肿瘤（右侧坐骨放疗后）；③甲状腺功能减退症。该患者乳腺癌广泛转移，胸腔积液体液细胞形态学检查，如图3-95至图3-104所示。

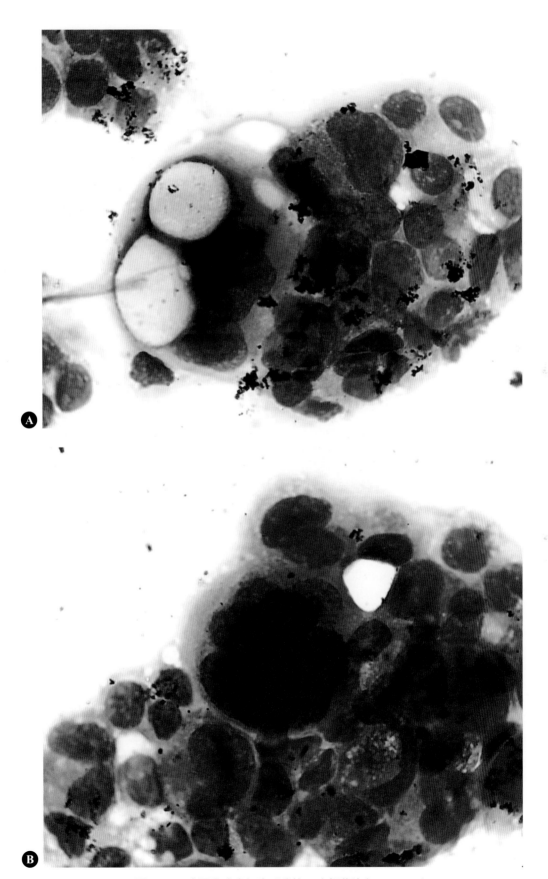

▲ 图 3-95　成团乳腺癌细胞（瑞特－吉姆萨染色，1000×）

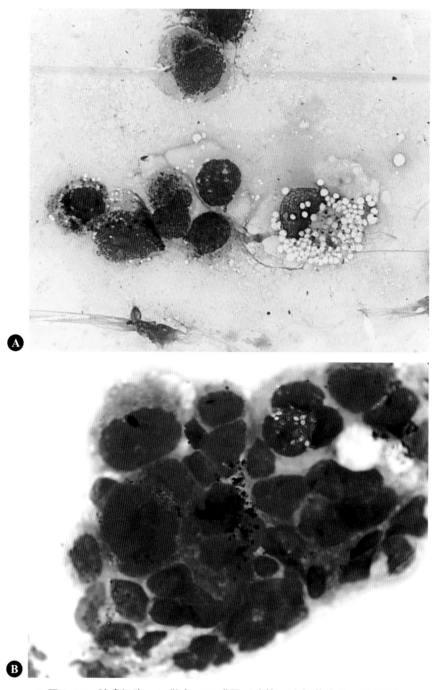

▲ 图 3-96　肿瘤细胞，A. 散在；B. 成团（瑞特 – 吉姆萨染色，1000×）

　　该患者是乳腺浸润性小叶癌属于浸润性非特殊癌的一种，此型一般分化较低，预后较差，是乳腺癌中最常见的类型之一。有远处骨转移，说明是血行转移所致。由于乳腺具有分泌功能，其肿瘤细胞胞质中常有大量的分泌泡。一些具有分泌功能的内分泌器官来源的肿瘤细胞分泌激素，参与肌体的神经内分泌调节，表现出错综复杂的临床表现，引起副癌综合征。电镜下可以观察到此类细胞的特征。

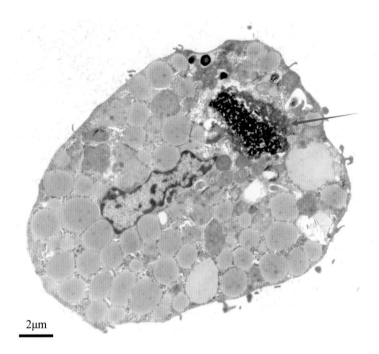

2μm

▲ 图 3-97　乳腺癌细胞（TM，8000×）

这是个典型的乳腺癌细胞，分泌泡丰富，大小不一，均质；核被挤压成扁扁的形状，常染色质丰富；胞质中可见吞噬的大包含体，包含体内物质已经被消化得结构模糊（红箭）；胞质里腺泡的缝隙中可见密布的游离核糖体及糖原，部分糖原成团出现；细胞外少量的微绒毛，较短

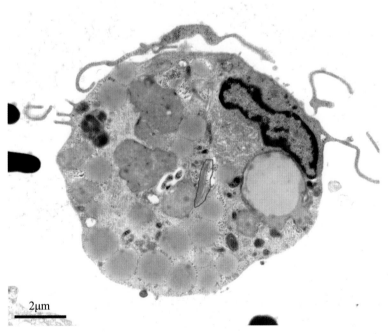

2μm

▲ 图 3-98　乳腺浸润性小叶癌细胞，丰富的分泌泡，成束的张力原纤维（红圈）（TM，12 000×）

乳腺肿瘤细胞中含有许多和正常乳腺细胞一样的分泌泡，但肿瘤细胞分泌紊乱，分泌物成分亦不同，电镜下染色后呈灰色饱满的泡状结构，与其他吞噬泡和次级溶酶体有所不同，溶酶体泡容易被标本处理的溶剂溶解掉，常常会有空泡出现，或者本身已经被完全分解，也会呈空泡样改变。乳腺组织有丰富的纤维结缔组织，使部分乳腺癌细胞中张力原纤维也较丰富

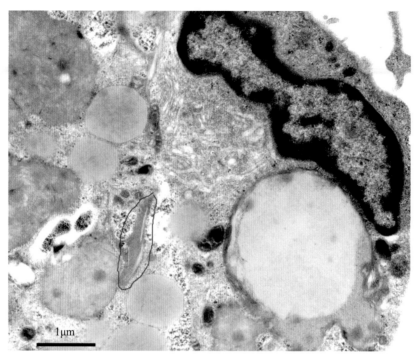

▲ 图 3-99　图 3-98 局部放大电镜图，可见张力原纤维束（红圈）（TM，25 000×）

放大后的结构可以看到胞质中除了分泌泡外还有大量聚集或散在的游离核糖体和丰富的内质网系统，少量成束的张力原纤维（红圈）和散在的线粒体

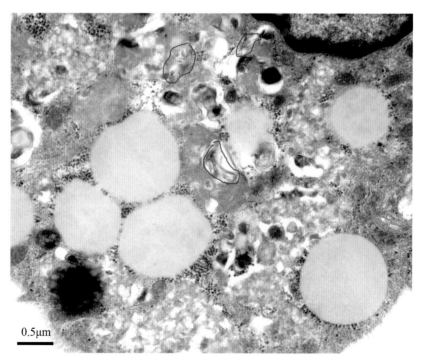

▲ 图 3-100　肿瘤细胞局部放大电镜图（TM，30 000×）

红圈中为张力原纤维束，放大 3 万倍后，可以清楚看见，是维持细胞结构的骨架之一。在鳞癌、上皮来源的肿瘤及其他上皮细胞组织中明显多见，其他来源组织或细胞中也可以看到，数量较少，但肿瘤细胞中也偶尔清晰可见，该肿瘤细胞为腺癌细胞，并非鳞癌，清晰成束的结构可能与其来源有关，乳腺中也有丰富的结缔组织负责支撑作用

　　细胞连接，通常在病理组织的研究中常见，体液细胞形态学研究中较少能看到本图这样完整的结构。细胞间连腺上皮除了具有桥粒、张力原纤维和基板的核心上皮特征外，还具有腔管、微绒毛、连接复合体和分泌颗粒。腔管接收和储存分泌物，以便进一步外化到导管结构；微绒毛具有消化细胞外物质的作用，连接复合物促进腔周细胞间的黏附[1]。脱落的肿瘤细胞也有这些结构。

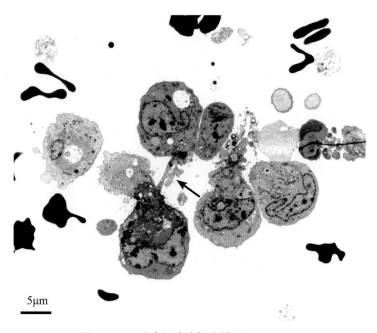

5μm

▲ 图 3-101　肿瘤细胞胞间连接（TM，3000×）

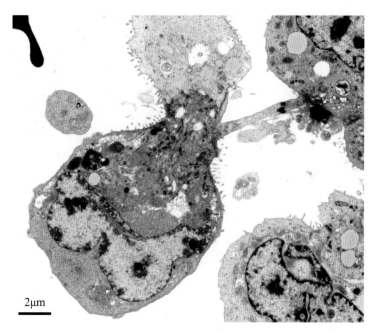

2μm

▲ 图 3-102　图 3-101 肿瘤细胞胞间连接局部放大后的电镜图（TM，8000×）

---

❶ 引用自 Brian Eyden's *The Ultrastructure of Human Tumours Applications in Diagnosis and Research.*

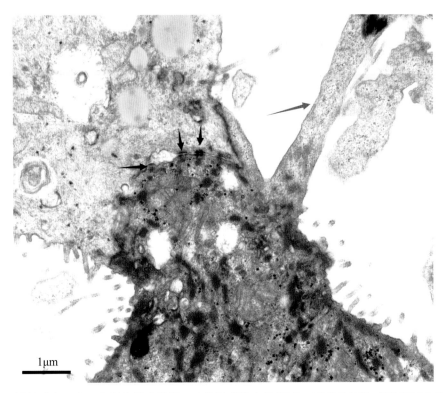

▲ 图 3-103　黑箭从左至右，分别为紧密连接、中间连接和细胞桥粒，三者共同构成连接复合体；红箭为腔管，腔管是细胞间物质转移的通道（TM，20 000×）

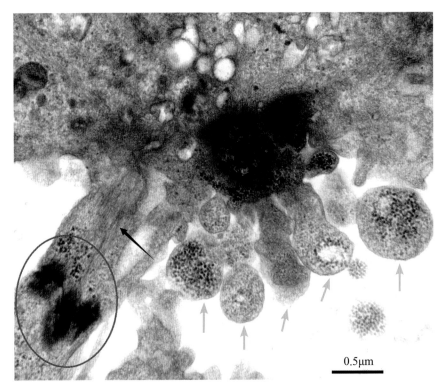

▲ 图 3-104　红圈内为桥粒，黑箭为张力原纤维，微绒毛（黄箭）明显成簇分布，与肿瘤转移、侵袭密切相关，其内有很多的游离核糖体，与其合成蛋白质并参与细胞间物质的交换密切相关（TM，40 000×）

二、鳞癌

鳞状细胞癌，简称鳞癌，又名表皮癌，是来源于鳞状上皮的一种恶性肿瘤，常见于鳞状上皮覆盖的部位，如皮肤、口腔、唇、食管、子宫颈和阴道等处。体液中鳞癌并不多见，常为相邻部位浸润或远处肿瘤转移而来，最常见的是食管或肺支气管的鳞状细胞癌胸腔转移或浸润脱落，膀胱或肾盂等处化生演变而来的鳞状细胞癌则常出现在尿液或腹水里，女性宫颈或阴道的鳞状细胞癌容易出现在腹水中。

（一）肺鳞状细胞癌

病例：患者，女性，74岁，慢性病程。2个月前，因咳嗽、咳痰1个月至某医院就诊，行胸部CT提示右肺上叶不规则结节；右肺门增大，右肺门、纵隔可见多发淋巴结肿大；两肺多发炎症病变。两侧胸腔积液、心包积液。支气管镜检查提示：①肺部炎症病变；②纵隔淋巴结肿大；③EBUS-TBNA。病理"第七组淋巴结EUBS-TBNA针吸涂片"报告提示：出血背景，少量游离异型细胞散在。A片IHC：CKpan（＋）、EMA（＋）、P63（－）、NapsinA（＋）。支气管镜高度怀疑恶性病变，医院建议穿刺明确诊断。后行胸部CT检查结果显示：右肺上叶结节，考虑肿瘤可能，右肺门、纵隔多发淋巴结肿大；两肺多发炎症病变；两侧胸腔积液、心包积液。细胞病理学检查与诊断检查"左锁骨上淋巴结穿刺液基涂片"找到癌细胞。胸腔积液涂片检查结果提示：有核细胞增多，以异常细胞为主，该类细胞胞质偏多，部分胞质偏红，考虑转移性肿瘤细胞（大细胞，鳞状细胞癌可能）。胸腔积液体液细胞形态学检查，如图3-105至图3-114所示。

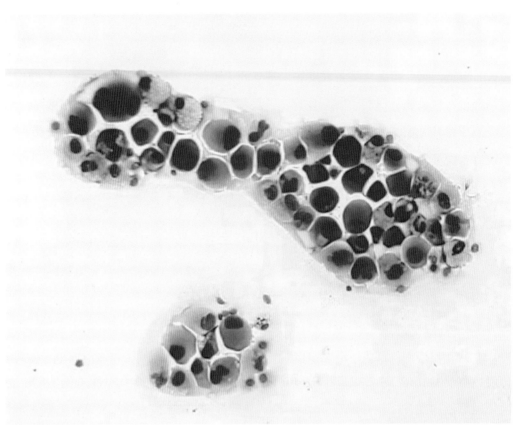

▲ 图 3-105 鳞状细胞癌细胞成团、站队样、砌墙样排列（瑞特 - 吉姆萨染色，400×）

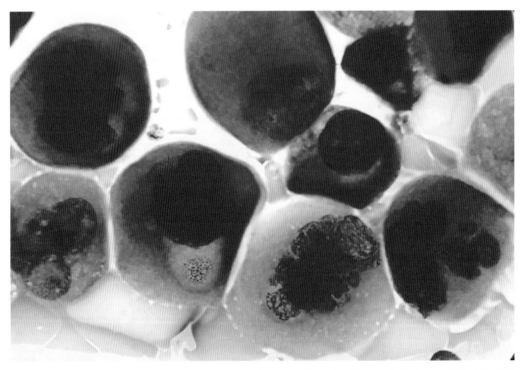

▲ 图 3-106 肿瘤细胞胞体巨大，内外浆明显，核畸形深染，胞质中可见自噬泡，部分肿瘤细胞核碎裂明显，肿瘤细胞大量增殖，预后不良（瑞特 - 吉姆萨染色，1000×）

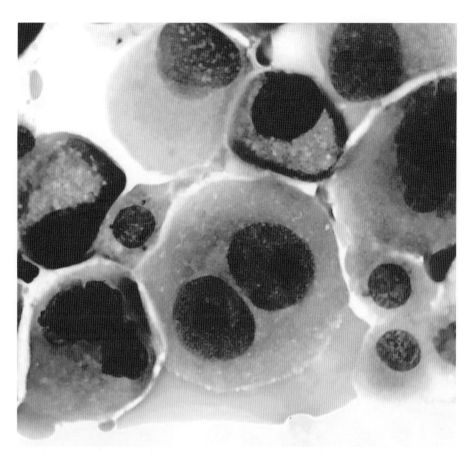

▲ 图 3-107　双核肿瘤细胞（瑞特－吉姆萨染色，1000×）

核仁大而明显，外浆犹如蜗牛腕足

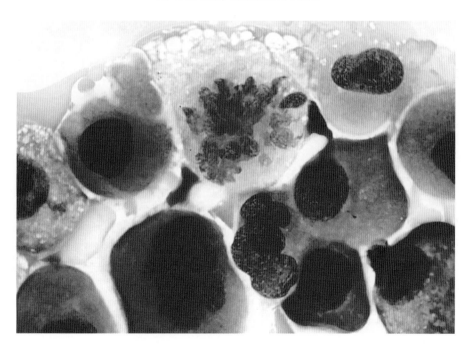

▲ 图 3-108　肿瘤细胞核分裂象染色体粗大（瑞特－吉姆萨染色，1000×）

核分裂象染色体粗大，极性不明显，排列紊乱；易见核碎裂、畸形；一些细胞胞质中可见空泡，提示细胞自噬或吞噬
非常活跃，符合肿瘤细胞的特征

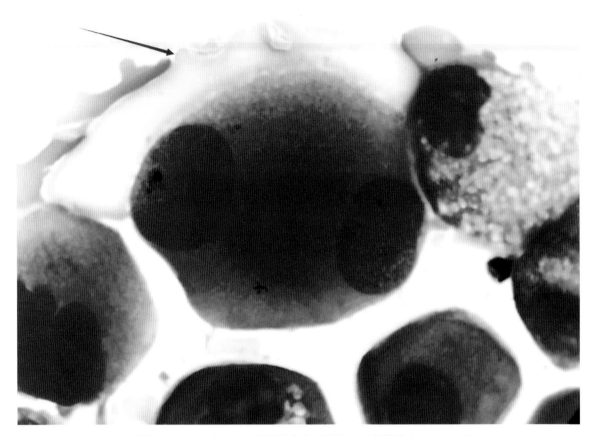

▲ 图 3-109 肿瘤细胞外浆异常丰富（瑞特－吉姆萨染色，1000×）
肿瘤细胞外浆连成片状，清澈透亮，无颗粒状

肿瘤扩散分为局部浸润、直接蔓延、淋巴结转移、血行转移和种植转移等几种，通常早期肿瘤是局部浸润和直接蔓延，晚期的肿瘤常会通过血道或淋巴道发生远处转移，当然也不排除个别恶性肿瘤早期也可以远处转移。多种因素在转移过程中共同作用，细胞外的微绒毛或伪足在黏附和定植的过程中起重要作用，在电镜下不同细胞外的绒毛或伪足各有不同，也可以作为识别细胞类别的重要特征之一，以下是同一标本中同时出现的其他类别细胞，可以通过细胞外的伪足或绒毛稍加区别，如图 3-113 和图 3-114。

通常，第一次抽取胸腹水检查的检出率最高，里面的脱落细胞多，可以看到较多的肿瘤细胞，而多次穿刺后留取的样本，尤其是冲洗治疗后的样本，很难再找到肿瘤细胞。需要跟临床沟通，送检样本时，第一次的检查项目要尽量全面，当检查出有肿瘤细胞时，需要进一步做其

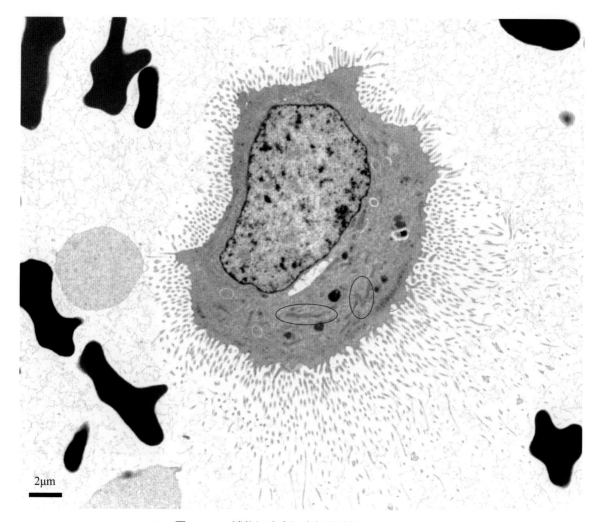

▲ 图3-110 鳞状细胞癌细胞超微结构（TM, 5000×）

肿瘤细胞胞体巨大，四周的绒毛长而明显，呈日冕状排列，在光镜下即为外浆（无颗粒、蜗牛腕足样），绒毛特别发达说明肿瘤的黏附、定植能力极强；细胞核染色质疏松，以常染色质为主，说明合成功能强大而活跃；胞质中（红色圈）中角化层明显，符合鳞状细胞癌特征；糖原成团（蓝圈）出现；游离核糖体散在分布，数量非常多，使细胞呈灰黑色。游离核糖体明显增多说明其蛋白合成功能强大，不同于正常细胞，丰富的糖原则说明细胞器非常活跃，需要大量的能量。核周有裂隙出现，提示细胞在胸腔积液中存在的时间偏长，有碎裂凋亡的倾向

他检查时，最好是找到同批次送检的其他样本，尽快加做，电镜实验也是如此，48h内的同批次的标本经戊二醛固定后可以4～8℃冷藏保存7～14天，固定后1周内做电镜实验效果更好，陈旧的标本细胞就容易出现凋亡或破碎，核周间隙明显。由于处理后的体液脱落细胞单个的细胞多，成团的较少，比较组织学的电镜观察，鳞癌的细胞间桥及连接复合体较少见到，这也是组织学与细胞学形态判断略有不同的地方。

117

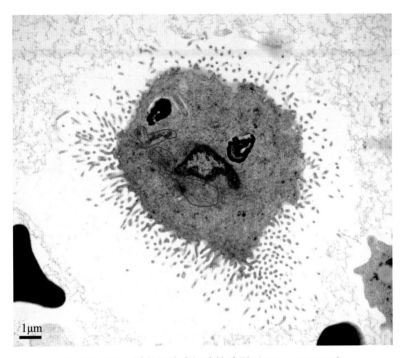

▲ 图 3-111　鳞状细胞癌细胞核碎裂（TM，10 000×）

该肿瘤细胞核碎裂明显，碎裂的部分自噬形成自噬泡，核下缘角化层明显（红圈），细胞外微绒毛多而密，游离核糖体及糖原使细胞呈灰黑色。光镜下只能看到内外浆，而电镜下可以看到外浆是细长浓密的微绒毛；光镜下鳞状细胞癌细胞的角化层无法识别，在电镜下清晰可见；光镜下染色质致密或疏松时常不易判别，电镜下染色质一目了然，核仁清晰明显；光镜下胞质内的游离核糖体和糖原无法识别，而电镜下肿瘤细胞异常增多的游离核糖体和糖原可使细胞明显变成灰黑色，线粒体、高尔基体等其他的细胞内容物的数量多少和结构异常也清晰可见，这体现电镜形态学的优势

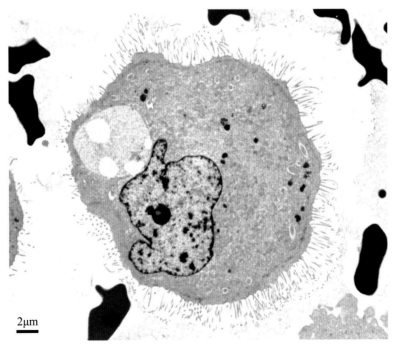

▲ 图 3-112　鳞状细胞癌细胞内存在明显的自噬泡（TM，5000×）

鳞癌细胞内有明显的自噬泡存在，核畸形明显，核仁粗大，胞质中细胞器丰富，胞外绒毛细长浓密

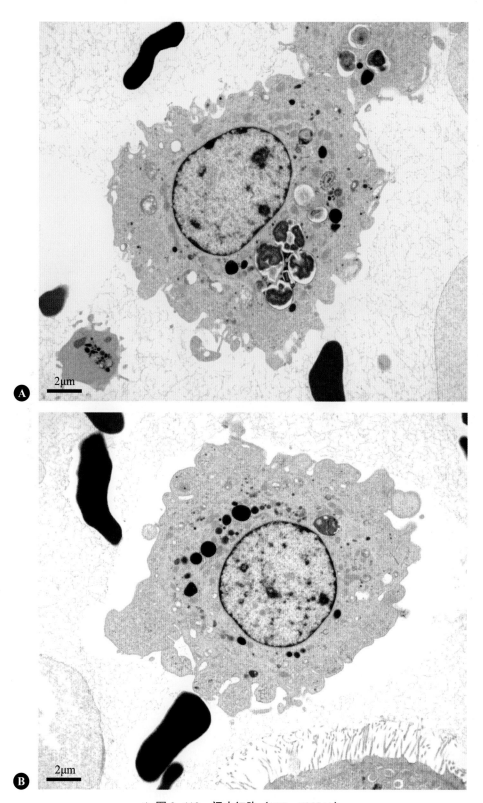

▲ 图 3-113 间皮细胞（TM，7000×）

间皮细胞的伪足多呈疣状突起或皱褶，正常间皮细胞核正圆，可见核仁，常染色质多，异染色质细细一圈分布在核膜边缘，间皮细胞也可见胞饮现象，与巨噬细胞的吞噬略有不同，巨噬细胞多是识别靶点后的主动吞噬，间皮细胞多是周围某种物质过多而被动吞噬，故在这两个间皮细胞中可见吞噬其他细胞的残余及红细胞残留黑色致密的血红蛋白即含铁血黄素颗粒

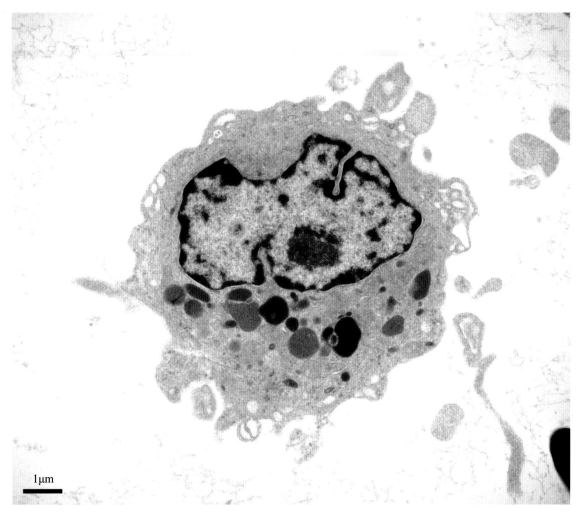

▲ 图 3-114　巨噬细胞（TM，12 000×）

巨噬细胞不同于间皮细胞，其来源于单核细胞，核多不规则，折叠扭曲，活化的巨噬细胞的核常染色质多，可见核仁，光镜下活化的巨噬细胞，瑞特染色不易分清核的活化程度，只能大致评估疏松程度，有无核仁。电镜下，活化巨噬细胞伪足细长纤细，常卷曲成团，和间皮细胞相比有明显区别；胞质内次级溶酶体多，可见各种分解的颗粒，其他细胞器不多，游离核糖体较少，细胞着色较浅，较除了低分化癌以外的肿瘤细胞着色浅

（二）食管恶性肿瘤肺转移，鳞癌

病例：老年患者，男性，89 岁，慢性病程。8 个月前，出现无明显诱因吞咽困难，进食后出现呕吐，为胃内容物，无喷射性，无咖啡色样物，无呕血、黑便，无畏寒、发热，无腹痛、腹泻等不适，未重视及诊治。后患者吞咽困难进行性加重，只可进食面条等食物，遂 5 个月前再次就医。查胸部 CT 平扫（心胸）、全食管平扫（心胸），报告提示：食管下段管壁增厚，考虑恶性肿瘤性病变，食管癌可能，请结合胃镜检查。胃镜检查结果提示：食管癌（确诊待病理）、食物潴留、慢性萎缩性胃炎（C_1）。病理检查结果显示："食管黏膜活检"鳞状细胞癌。排除禁忌证后予放疗，PTV 接受 6MV-X，DT 5040cGy/28fx/5w+，患者出现放射性食管炎，给予

康复新液对症治疗后好转，患者出现放射性骨髓抑制Ⅱ度，治疗后好转，病情稳定。2021年2月患者再次出现进食困难，局麻下行胃造瘘术，手术顺利。1个月前患者出现胸闷、气急，一般情况较差，胸闷、气急明显，伴咯血，入院继续治疗。胸腔积液体液细胞形态学检查，如图3-115至图3-124所示。

有文献报道，肿瘤细胞通过外分泌，将带有遗传信息、可致免疫逃逸的物质或其他物质的分泌泡胞吐后被吞到具有吞噬功能的细胞内（如巨噬细胞或中性粒细胞），这些巨噬细胞或中性粒细胞再通过胞吐作用传递到其他地方，从而实现肿瘤信息的传递和转移，可以是将高侵袭性的肿瘤细胞的遗传物质转移给低侵袭性的肿瘤细胞，也可以是通过细胞因子或其他信号蛋白的作用使得正常的细胞生长增殖异常，或者免疫逃避使得机体不再攻击这类肿瘤细胞。

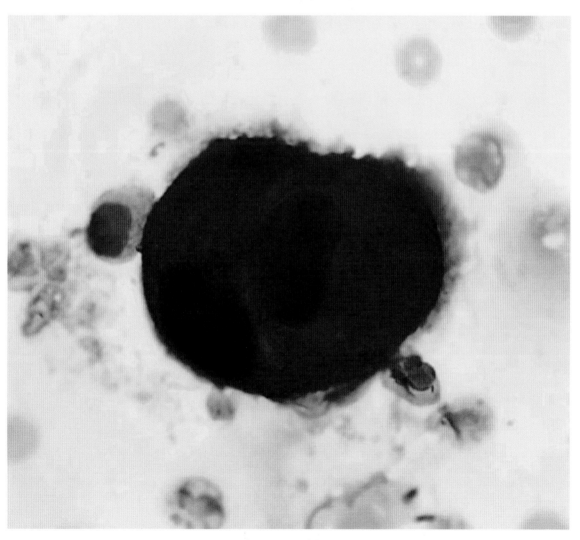

▲ 图 3-115 鳞状细胞癌细胞（瑞特－吉姆萨染色，1000×）
胞体较小，细胞间界限不清，颜色深，微绒毛明显

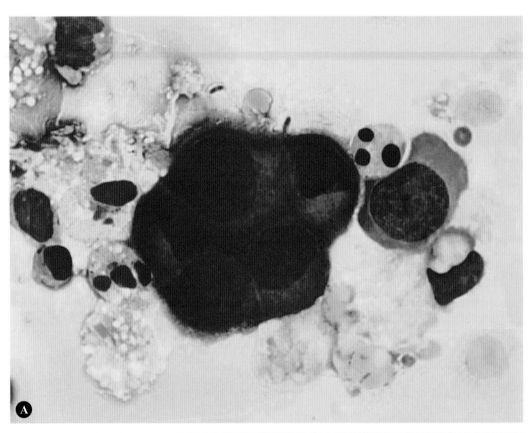

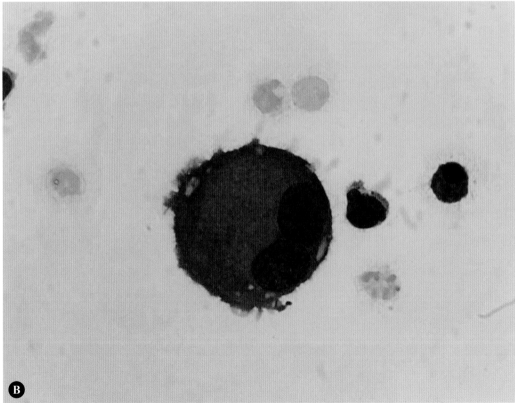

▲ 图 3-116　鳞状细胞癌细胞（瑞特 - 吉姆萨染色，1000×）

鳞癌细胞成堆成团或单个散在，微绒毛短而密，成簇或满布细胞膜外

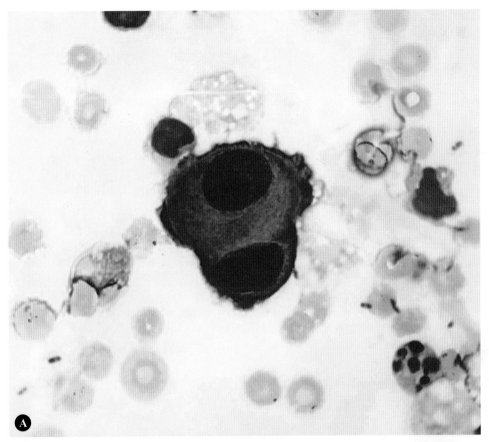

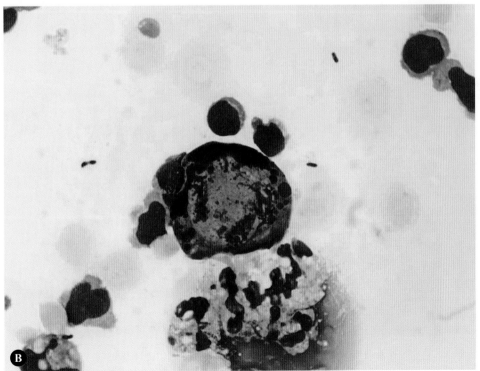

▲ 图 3-117　鳞状细胞癌细胞（瑞特 - 吉姆萨染色，1000×）

鳞状细胞癌细胞，细胞有粉红色的绒毛，核深染，胞质较少，未见明显分泌泡，单个或成团出现，偶见凋亡体。该患者肿瘤标志物异常

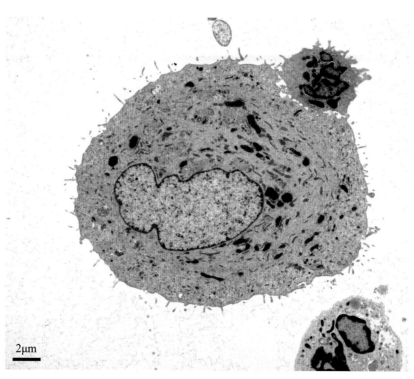

▲ 图 3-118 鳞状细胞癌细胞（TM，6000×），鳞状细胞癌细胞与一中性粒细胞相互粘连

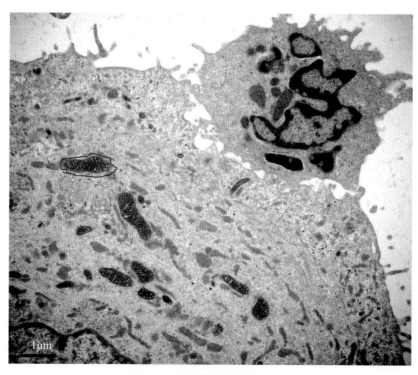

▲ 图 3-119 图 3-118 局部放大电镜图（TM，15 000×）

鳞状细胞癌细胞线粒体粗大（红圈），嵴明显增粗，可能是标本陈旧，导致细胞器肿胀，也可能是这类细胞线粒体格外发达，内膜系统明显增生。除此之外，该胞质外侧可见明显的角化层（蓝线勾画），胞质内的内质网和游离核糖体明显增多，细胞外绒毛细密而明显，相比之下，中性粒细胞的伪足粗短而数量较少。鳞状细胞癌细胞胞质内少见腺泡，偶见吞噬泡，故胞体通常要比腺癌细胞小

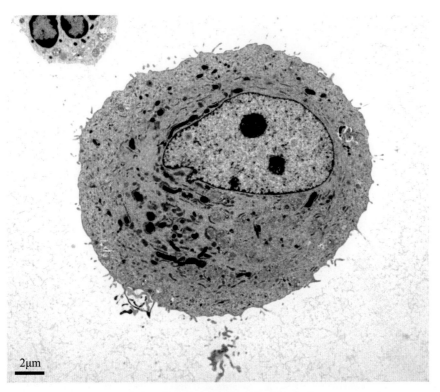

▲ 图 3-120 单个、体积较大的鳞状细胞癌细胞（TM，6000×）
微绒毛明显，核周张力原纤维明显，线粒体丰富

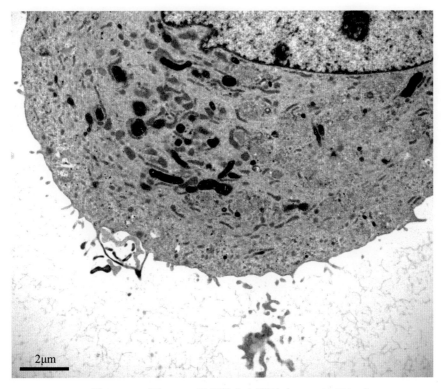

▲ 图 3-121 图 3-120 局部放大电镜图（TM，10 000×）
可见线粒体黑，嵴明显，数量多；游离核糖体和糖原密布，胞体色黑

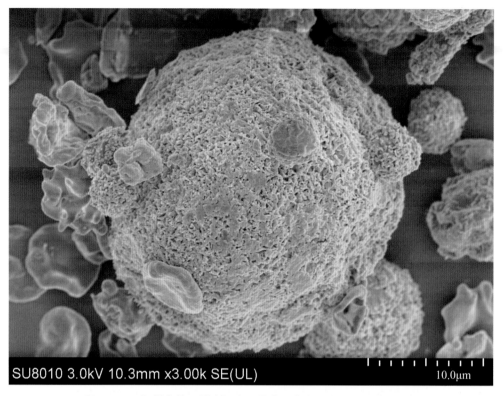

▲ 图 3-122　扫描电镜下鳞癌细胞，微绒毛丰富，立体，附着功能强大

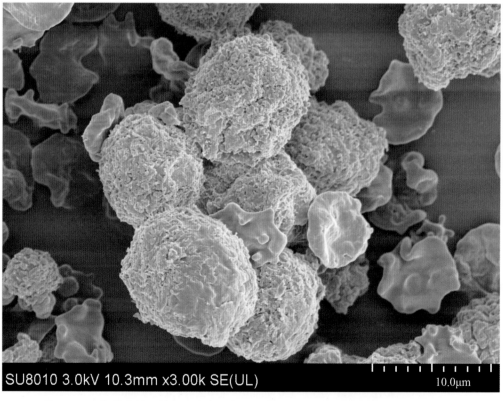

▲ 图 3-123　扫描电镜下鳞状细胞癌细胞成堆成团，细胞间通过微绒毛紧密连接在一起

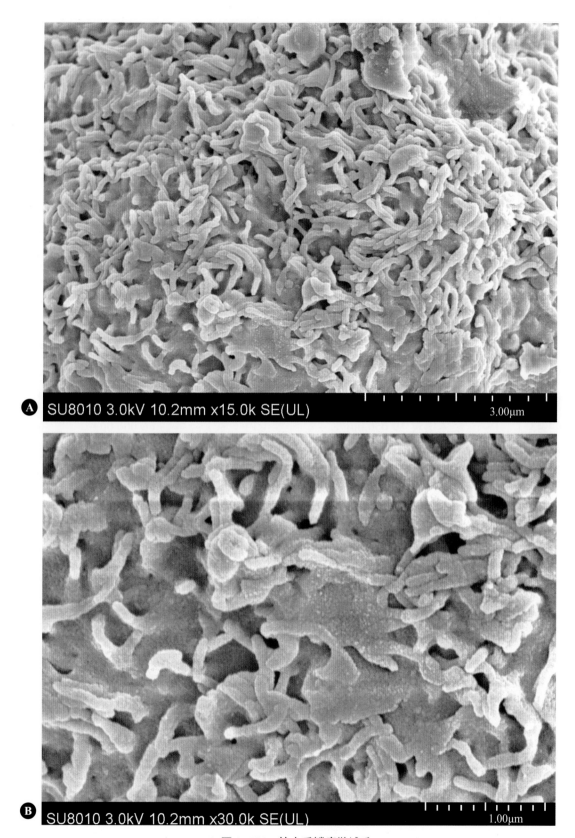

▲ 图 3-124　放大后鳞癌微绒毛

与透射电镜不同，扫描电镜下只可观察到细胞的外部结构及相互关系。不同倍数下可见鳞状细胞癌细胞的绒毛非常茂盛，它们帮助癌细胞相互成团、转移、黏附和抓住其他细胞，传递信息，实现发展壮大，恶性增殖

（三）膀胱癌，鳞癌

病例：老年患者，男性，82 岁，急性病程。10 余年前，体检发现膀胱占位，行膀胱电切治疗，术后予灌注治疗（具体过程不详），3 个月前肿瘤复发，2021 年 3 月 4 日病理报告提示：浸润性癌，现有组织以鳞状细胞癌形态为主。术后情况尚可。2021 年 5 月 14 日复查 CT 提示：膀胱术后复查，局部壁可见增厚，前列腺钙化灶；腹膜后肿大淋巴结，两侧髂血管旁及膀胱周围可见小淋巴结。胃窦部增厚。两肾多发囊肿，可见导管影。部分胸腰椎小结节状高密度影。再次行电切治疗，2021 年 05 月 17 日病理报告提示：低分化浸润性尿路上皮癌，高级别，广泛癌栓形成，侵犯固有肌层，大片坏死。术后出现尿潴留，予双侧肾造瘘管，目前患者无尿痛，无尿频、尿急，无腹痛、腹胀，无恶心、呕吐，无发热，拟诊断"膀胱恶性肿瘤"收入院进一步治疗。高血压数年，平素服替米沙坦片 2 片，每日 1 次，自诉控制可。尿常规结果显示：尿蛋白 ++↑、尿微量白蛋白 +++（＞ 300）mg/L ↑、尿微量白蛋白 / 肌酐 ++（＞ 30）mg/mmol ↑、尿潜血 +++↑、尿白细胞 +++↑、尿沉渣红细胞计数 6745.1 个 /µl ↑、尿沉渣白细胞计数 350.3 个 /µl ↑、细菌计数 193.8 个 /µl ↑、酵母菌阳性（+）↑。凝血功能结果提示：凝血酶原时间 15.7s ↑、国际标准化比率 1.49 ↑、部分凝血活酶时间 39.4s ↑、部分凝血活酶时间比值 1.43 ↑、D- 二聚体定量 19 050.0µg/L ↑、纤维蛋白（原）降解物 66 000.0µg/L ↑。生化结果提示：谷丙转氨酶 67U/L ↑、谷草转氨酶 88U/L ↑、谷氨酰转肽酶 209U/L ↑、碱性磷酸酶 335U/L ↑。降钙素原检测结果显示：降钙素原 1.47ng/ml ↑、铁蛋白 1954.8µg/L ↑。肿瘤标志物（男）检测结果显示：癌胚抗原 30.0µg/L ↑、糖类抗原 125 57.7U/ml ↑、糖类抗原 19-9 220.7U/ml ↑、鳞状细胞癌分化抗原 4.0ng/ml ↑、细胞角蛋白 19 54.3ng/ml ↑、胃泌素释放肽前体 116.2pg/ml ↑。腹水体液细胞形态学检查，如图 3-125 至图 3-133 所示。

在体液细胞形态学检查中，鳞状细胞癌病例比腺癌出现的概率低。首先，鳞状细胞癌来源是上皮组织，在鳞状上皮覆盖的部位（如皮肤等）多见。其次，只有高分化鳞状细胞癌比较好识别，低分化的各种癌都难以通过形态学识别。再次，一些肿瘤是腺鳞癌（一种少见病理类型，由鳞癌和腺癌组成的混合性癌。镜下特点是肿瘤由腺癌和鳞癌混合组成，两种癌的成分多数互相交错，也可被纤维间质分隔，每一种成分占癌组织总量不少于 10%。男性多见，好发于年长的吸烟者，多位于肺外周），其比例不低，通常形态学易于识别腺癌，而混杂在里面的鳞状细胞癌细胞容易跟核异质的间皮细胞混淆，只有通过免疫组化才能确定其属性，故这部分鳞状细胞癌易漏检，只能通过回顾性追踪研究结合病理免疫组化回溯才能发现，故建议肿瘤患者建立回顾性档案，便于研究跟踪。

鳞状细胞癌常发生在鳞状上皮覆盖的部位，如皮肤、唇、食管、喉、子宫颈、阴道及阴茎等处。分化好的鳞状细胞癌癌巢中央可出现层状角化物，称为角化珠或癌珠，细胞间用电镜可看到大量细胞间桥、连接复合体、桥粒等结构，分化差的鳞状细胞癌可无角化，细胞间桥等结构少或无。

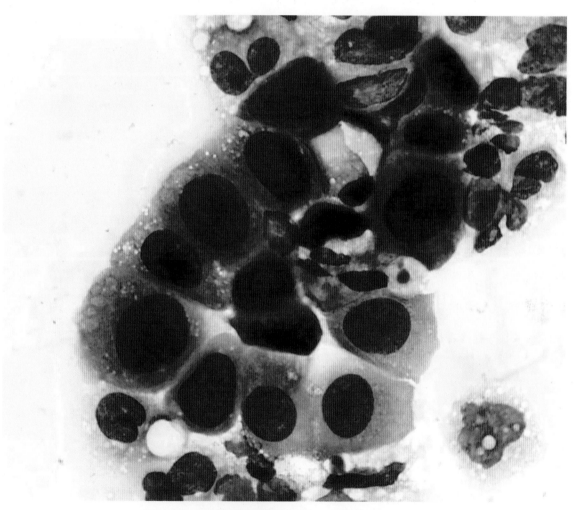

▲ 图 3-125 鳞状细胞癌癌巢（瑞特-吉姆萨染色，1000×）

典型鳞状细胞癌细胞胞体较腺癌的稍小，核畸形不明显，染色质着色深，胞质边缘有粉红色绒毛，可有少量小空泡，细胞群常呈站队样或砌墙样排列，也可见腺样的鳞状细胞癌或腺鳞癌，形态不典型与腺癌不易区分

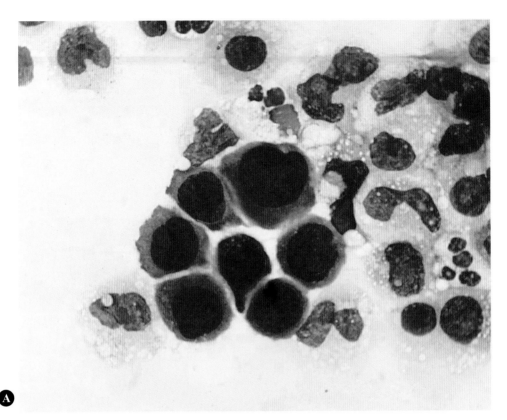

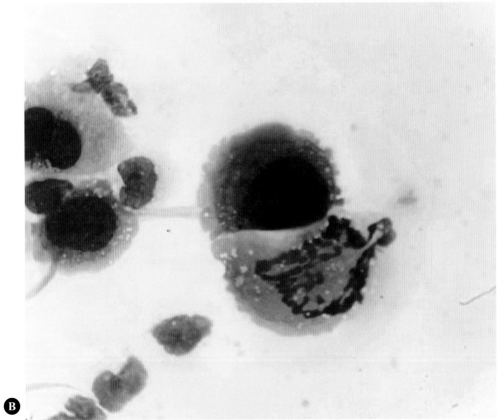

▲ 图 3-126　成团的鳞状细胞癌细胞（瑞特－吉姆萨染色，1000×）

部分鳞癌细胞可见明显的内外浆，电镜下外浆是由密布的微绒毛组成，而光镜下区分则不明显

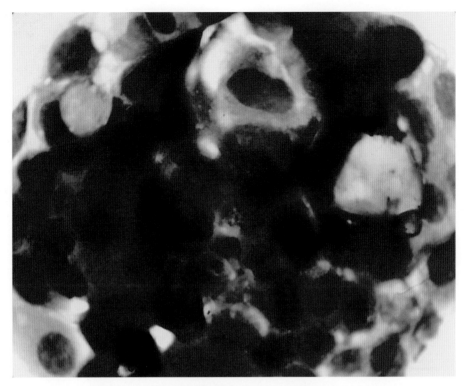

▲ 图 3-127　鳞状细胞癌癌巢（瑞特－吉姆萨染色，1000×）

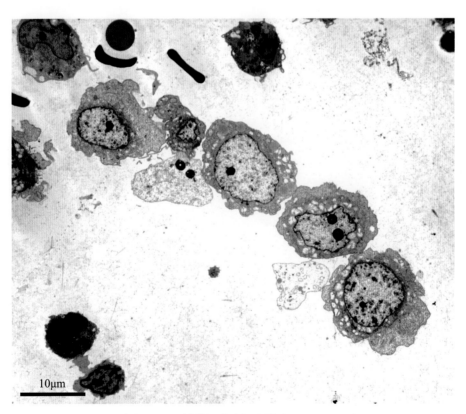

▲ 图 3-128　鳞状细胞癌细胞群（TM，2500×）

体积较小，核仁明显，有小的分泌泡

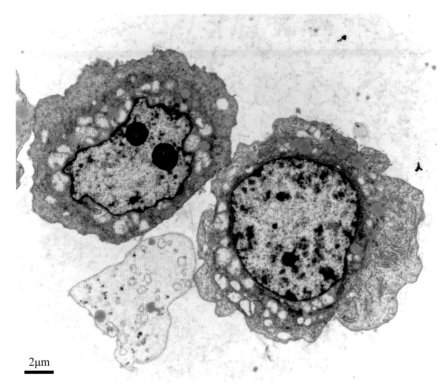

2μm

▲ 图 3-129　鳞状细胞癌细胞（TM，6000×）

肿瘤细胞染色质松散，留白明显，胞质中细胞器肿胀，内质网肿胀，空泡明显，提示细胞开始凋亡，常见于肿瘤细胞过多或标本陈旧

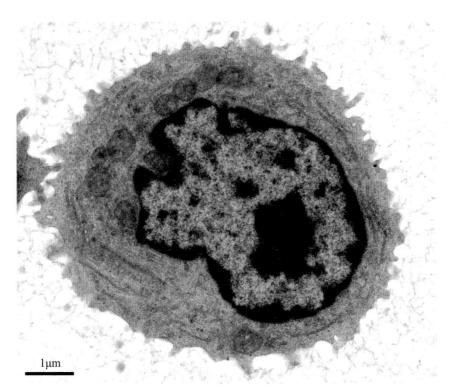

1μm

▲ 图 3-130　鳞状细胞癌细胞（TM，20 000×）

核仁巨大、常染色质为主，线粒体丰富、肿胀退化明显，胞质中张力原纤维丰富，细胞骨架清晰，微绒毛短而密

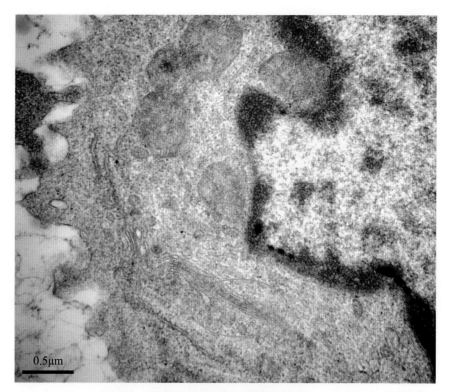

0.5μm

▲ 图 3-131　图 3-130 局部放大电镜图（TM，40 000×）

分化较好的鳞状细胞癌细胞，放大后可清楚地看到较多束状张力原纤维（蓝圈）

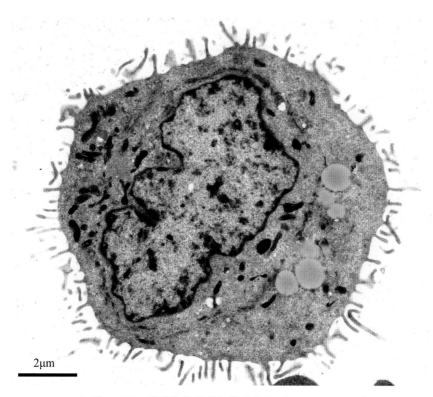

2μm

▲ 图 3-132　带腺泡的鳞状细胞癌细胞（TM，12 000×）

核畸形明显，线粒体嵴增厚，着色深，数量多；分泌泡少，体积小；微绒毛短而密，非常发达

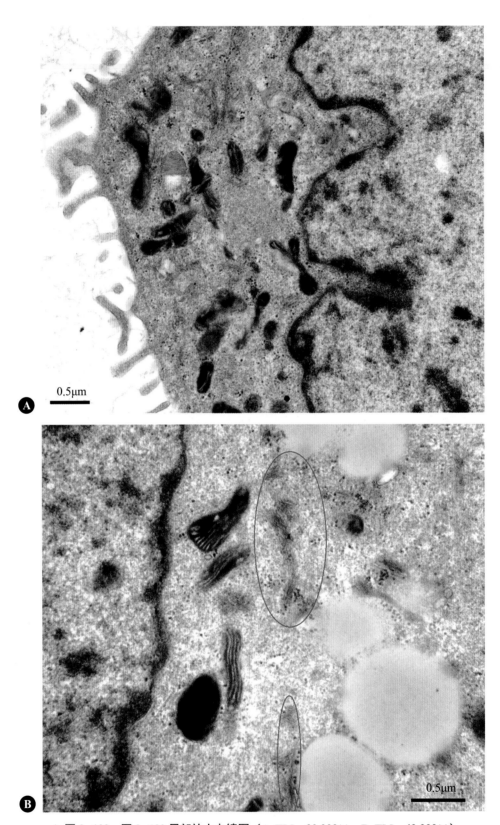

▲ 图 3-133　图 3-132 局部放大电镜图（A. TM，30 000×；B. TM，40 000×）

典型的鳞状细胞癌细胞，胞质中线粒体发达，放大 30 000 倍和 40 000 倍后，线粒体的嵴清晰可见，张力原纤维呈束状（红圈）。细胞膜上的微绒毛短而密，在光镜下瑞 - 吉染色呈粉红色，或者外浆呈淡蓝色。连接复合体和桥粒等结构在单个鳞状细胞癌细胞中少见，但常见于分化较好的肿瘤组织病理切片里

三、低分化癌

低分化癌并不是相对腺癌、鳞癌或腺鳞癌所对应的一个肿瘤的分类，有部分教材按照小细胞癌来划分这类分化程度低，难以区分的肿瘤。按照 WHO 最新病理分型来看，小细胞癌是神经内分泌肿瘤之一，与之对应的是大细胞癌等，并不是所有分化低且难以区分的肿瘤都是神经内分泌肿瘤。故将这类形态学上难以区分的分化程度较低的肿瘤按分化程度归类为低分化癌。其形态学特征包括细胞胞体较小、核质比大、细胞核染色质疏松、以常染色质为主，核仁大而明显、胞质少、各种细胞器少、相应的游离核糖体也少、整体染色偏浅，不如其他肿瘤细胞嗜碱性强。细胞属性需要病理免疫组化分析或基因诊断，形态学上只要提示"可见疑似肿瘤细胞"或"疑似低分化肿瘤细胞"即可，需要进一步做其他检查，以明确其细胞属性，这类肿瘤细胞可以是低分化的腺癌，也可以是低分化的鳞癌或其他癌。

（一）胸膜低分化癌，恶性间皮瘤可能

病例：老年患者，男性，81 岁，慢性病程。1 个月前，因咳嗽咳痰而就诊，2021 年 5 月 17 日查胸部 CT 报告提示：右肺上叶纵隔胸膜下软组织肿块，考虑恶性肿瘤可能，累及邻近纵隔胸膜、纵隔及局部气管后壁，建议行增强及纤支镜检查。入院后，细胞病理学检查与诊断，检查"胸腔积液液基涂片"未找到癌细胞。2021 年 5 月 24 日查 PET 报告提示：右侧胸膜多发条片状、结节样增厚，FDG 代谢增高，考虑恶性病变，恶性间皮瘤可能。予行胸腔闭式引流，补液、抗感染、止咳、化痰等治疗，症状好转后出院。为复查至门诊就医，拟以"恶性胸腔积液"入院进一步治疗。患者病情进展很快，直到去世，病理液基细胞学多次检查报告均呈阴性，但胸腔积液中体液细胞形态学检查发现肿瘤细胞，数量不多，但形态典型。体液形态学检查结果，如图 3-134 至图 3-141 所示。

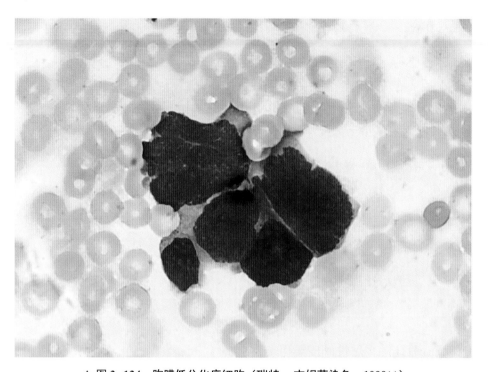

▲ 图 3-134　胸膜低分化癌细胞（瑞特－吉姆萨染色，1000×）

胞体中等，核质比大，几乎裸核样，可见核花瓣样畸形，胞质少，淡蓝色，细胞黏附成团，细胞质界限不清

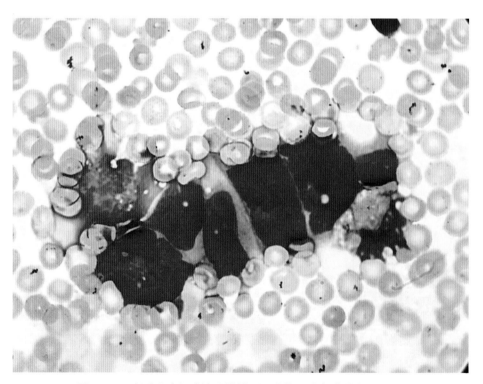

▲ 图 3-135　低分化癌细胞站队样排列（瑞特－吉姆萨染色，1000×）

单个低分化癌细胞要注意与血液系统肿瘤的原始细胞相区别，通常血液系统肿瘤的原始细胞罕见黏附成团，而分化程度低的癌细胞常成团出现，单个分化程度低的癌细胞胞体略大，形态无法区分，提示进一步流式、免疫组化、遗传学或分子生物学检查

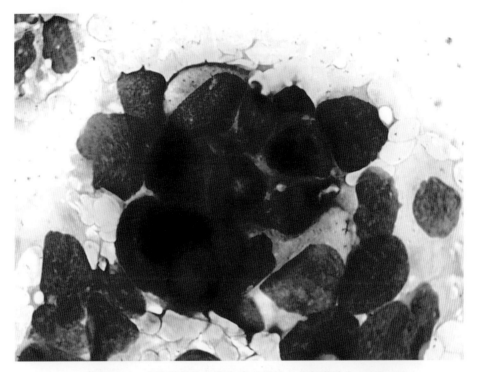

▲ 图 3-136 成团的低分化癌细胞（瑞特－吉姆萨染色，1000×）

多见裸核样肿瘤细胞，注意与涂抹细胞鉴别，如果不典型，需找到典型的肿瘤细胞再作诊断。低分化肿瘤伴增生迅速常多见裸核样肿瘤细胞，提示分化增殖迅速，预后不良

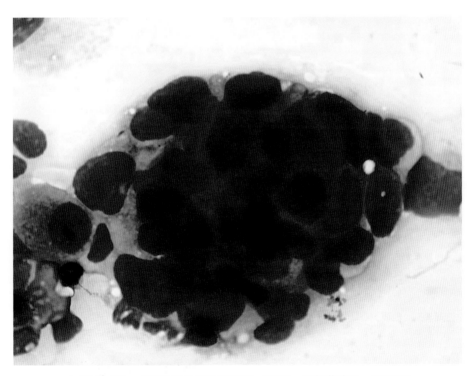

▲ 图 3-137 成团的低分化肿瘤细胞（瑞特－吉姆萨染色，1000×）

在涂片尾部，"海岸线"上，常可见明显成团的肿瘤细胞，排列紊乱，界限不清，几乎只见胞核，细胞的胞质量少，细胞核染色质疏松，偶见核仁

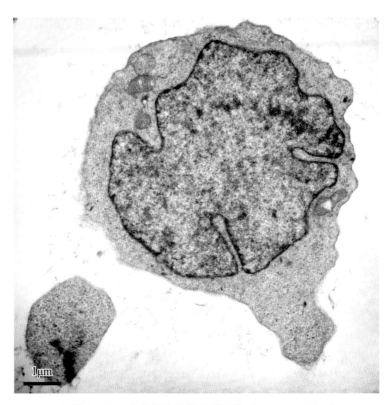

▲ 图 3-138　分化程度低的肿瘤细胞（TM，15 000×）

细胞器非常少，胞质内仅有几个线粒体；胞核巨大，畸形，染色质疏松，以常染色质为主；胞质内游离核糖体少，糖原少，细胞着色偏浅。淋巴细胞细胞器也很少，胞质着色浅，要注意两者区别：淋巴细胞核染色质聚集，以异染色质为主，且胞体较低分化肿瘤细胞小

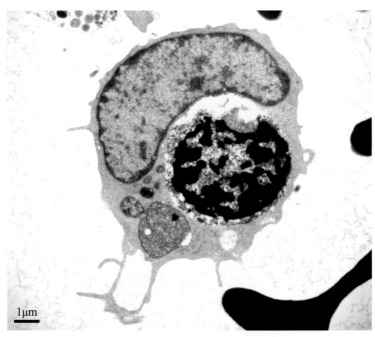

▲ 图 3-139　分化程度低的肿瘤细胞吞噬体（TM，12 000×）

被肿瘤细胞吞噬的细胞已经凋亡，染色质固缩成团，细胞膜破碎模糊，胞质中可见其他吞噬小体

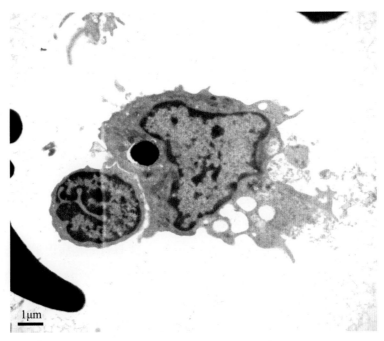

▲ 图 3-140 分化程度低的肿瘤细胞和淋巴细胞相黏附（TM，12 000×）

肿瘤细胞和淋巴细胞相作用，可能处于吞噬过程中。肿瘤细胞的胞膜不完整，临近凋亡，肿瘤细胞增殖过快，凋亡现象很普遍，尤其在体液中，长时间的浸泡及其他因素作用，破碎细胞常见

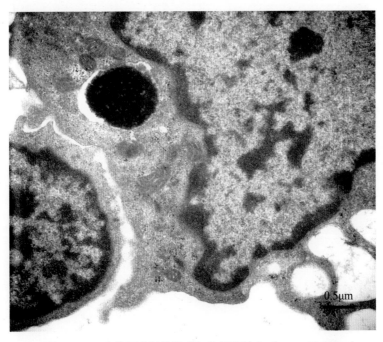

▲ 图 3-141 分化程度低的肿瘤细胞局部放大（TM，30 000×）

该细胞胞质量少，可见散在几个线粒体和一个吞噬泡。较其他肿瘤细胞，低分化肿瘤细胞体积更小，需要和淋巴细胞及血液肿瘤中的原始细胞相区别。电镜下成熟淋巴细胞体积比低分化肿瘤细胞略小，核染色质以异染色质为主，核仁少见，胞质量少，细胞器少，少量线粒体和偶见吞噬泡。活化的淋巴细胞、淋巴瘤细胞及血液病原始细胞形态上与低分化肿瘤细胞类似，比较难鉴别，细胞的排列可不同。低分化癌常几个细胞成团出现，细胞间连接紧密，而其他细胞常散在，淋巴细胞罕见聚集，即使成团的淋巴细胞，其细胞间隙清晰可见，多完整独立。区别淋巴瘤或淋巴系统相关疾病需要流式细胞学、免疫组化和分子生物学检查，故形态上可疑的病例建议进一步做其他确诊实验，以免形态学误判

（二）肺小细胞癌

病例：老年患者，男性，72岁，慢性病程。5个月前，因咳嗽、咳痰加重，痰中带血，于当地医院就诊，查胸部增强CT报告提示：右肺上叶肿瘤伴右肺中上叶不张，考虑纵隔淋巴结转移。予消炎药治疗，具体用药不详，效果不佳。于2021年1月7日行支气管镜检查，右中间段纤支镜毛刷病理报告提示："纤支镜毛刷涂片"找到癌细胞，考虑小细胞癌，会诊建议放疗，患者及家属当时拒绝。2021年4月20日排除禁忌证后，行根治性放疗。放疗结束后无明显不良反应，患者1个月前出现胸闷气促，口唇发绀，胸背部稍疼痛，无明显腹痛，无胸闷、气促，无畏寒、发热等不适，以"肺恶性肿瘤"入院进一步治疗。后复查胸部CT提示右侧胸腔积液，于2021年5月20日超声引导下穿刺引流，2021年5月24日行细胞病理学检查与诊断，在"胸腔积液液基涂片"中找到癌细胞。排除禁忌证后，于2021年5月25日予顺铂60mg胸腔灌注化疗，无明显放化疗不良反应。胸腔积液体液细胞学检查，如图3-142至图3-147所示。

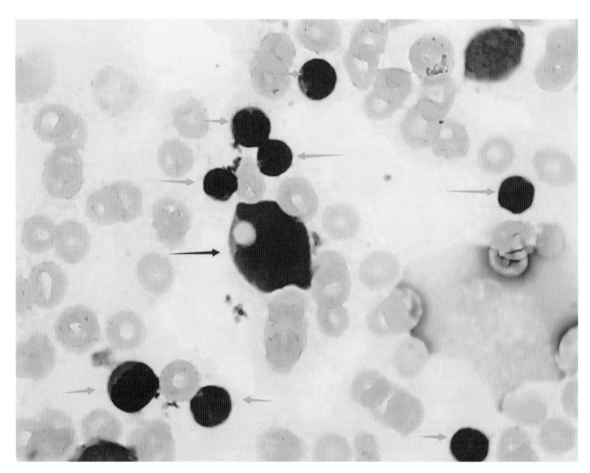

▲ 图3-142　绿箭为成熟淋巴细胞，红箭为单个小细胞癌细胞，体积中等，染色质疏松，胞质量少（瑞特－吉姆萨染色，1000×）

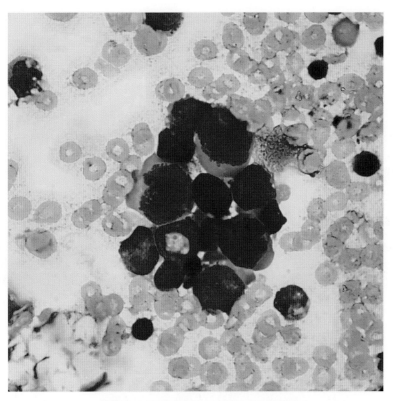

▲ 图 3-143　成团的小细胞癌细胞（瑞特－吉姆萨染色，1000×）
核畸形明显，核质比大，可见裸核样肿瘤细胞

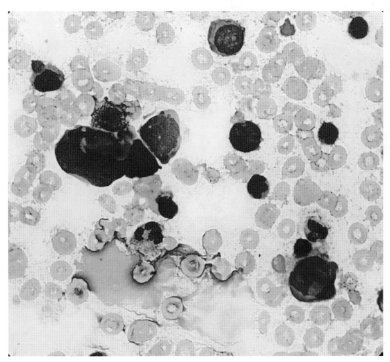

▲ 图 3-144　小细胞癌细胞（瑞特－吉姆萨染色，1000×）
小细胞癌细胞成团或单个散在。体积较中性粒细胞及淋巴细胞略大，核畸形明显

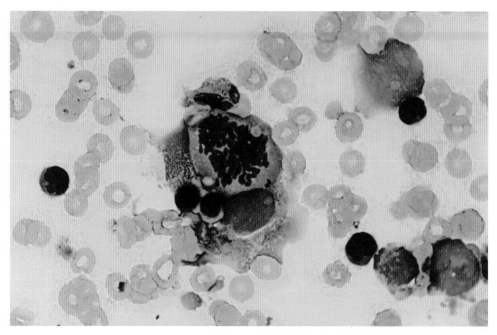

▲ 图 3-145 小细胞癌核分裂象（瑞特－吉姆萨染色，1000×）

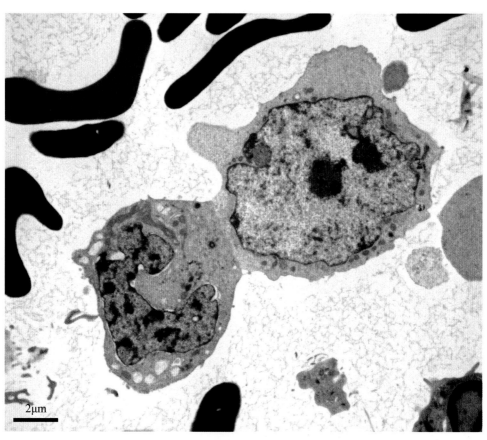

▲ 图 3-146 小细胞癌细胞（TM，8000×）

两个肿瘤细胞紧密相连，核畸形，核仁大，常染色质为主；胞质量少，细胞器少；着色浅

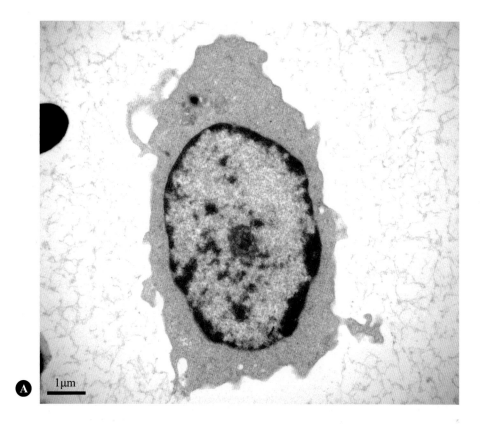

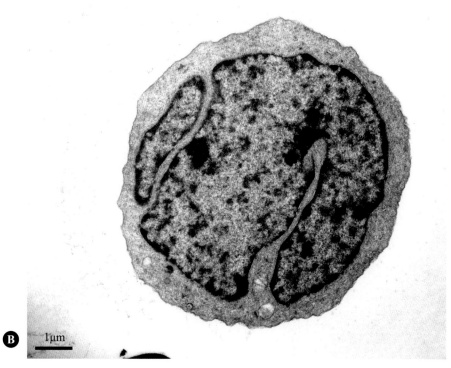

▲ 图 3-147　低分化肿瘤细胞胞核大而疏松（TM，15 000×）

低分化肿瘤细胞胞核大而疏松，核仁明显，胞质量少，细胞器少，难以区分来源，明确来源和类别需要免疫组化、基因和分子生物学的检查，形态学初步筛查，提示临床异常，需要进一步检查明确诊断。形态学诊断具有快速、敏感、价格便宜的优势，在早期诊断和筛查中起到重要作用，强烈建议：只要有积液存在或者需要了解体液状态，都需要送检体液细胞形态学检查。不仅仅可以检查细胞分类情况，还可以检查细菌、真菌、寄生虫及结晶等情况

肺小细胞癌属于神经内分泌肿瘤，肿瘤细胞可见分泌泡，部分肿瘤细胞核畸形明显，还可见肿瘤细胞核分裂象，如果核分裂象细胞明显增多，提示生长分化增殖活跃，预后不良。肿瘤细胞的核分裂象通常比正常细胞核分裂象大，染色体数量多，有的是整倍体，有的是非整倍体，可见发育分裂不均衡，与肿瘤细胞恶性增殖及不受正常调控相关。根据病理 WHO 关于神经内分泌肿瘤增殖指数的描述，增殖指数的高低与肿瘤的预后密切相关。增殖指数是根据核分裂象和 Ki-67 指数分为 3 级来评价的一个标准：G_1 为核分裂象＜ 2 个 /10HPF 和（或）Ki-67 指数≤ 2%；G_2 为核分裂象 2～20 个 /10HPF 和（或）Ki-67 指数 3%～20%；G_3 为核分裂象≥ 20 个 /10HPF 和（或）Ki-67 指数＞ 20%。这个分级需要计数至少 50 个高倍镜视野（1 个高倍镜视野 ＝ 2mm^2）；要使用 MIB 抗体，并对核标记染色最强的区域（热点）计数最少 500～2000 个细胞中的阳性率。如果核分裂象分级与 Ki-67 指数分级对比有差异，按级别高的分级。有证据显示，这个分级方案适用于胃、十二指肠和胰的神经内分泌肿瘤，但肠道其他部分除外。至于其他的器官组织这个分级适用与否，可以参考其他部位的 WHO 病理标准，总之，核分裂象明显增多，提示增殖迅速，预后不良。

（三）胃低分化腺癌，脑转移

病例：患者，女生，58 岁，慢性病程。2017 年 3 月，因胃癌行胃癌根治术（全胃切除 +Roux-EN-Y 吻合，D2），病理提示（胃窦）弥漫浸润型低分化腺癌，局部印戒细胞癌（Lauren 分型：弥漫型）淋巴结见癌转移，术后行化疗 6 次：紫杉醇 + 替吉奥。2017 年 7 月因肝Ⅳ段转移瘤行肝转移癌高强度超声聚集刀治疗。2019 年 12 月 3 日行回肠造瘘术（永久性），术中见腹腔大量淡红色腹水，所见小肠及结肠系膜及浆膜层未见明显异常，盆底及直肠僵硬，直肠及盆底表面尚光滑。2019 年 12 月 5 日行细胞病理学检查与诊断，腹水液基细胞检查报告提示：找到癌细胞。2020 年 9 月 16 日复查提示病情进展，患者拒绝化疗，结合基因检测，患者存在 *PDGFR* 突变，制订达沙替尼靶向治疗方案，2 周后患者症状未改善，肿瘤标志物升高，考虑疾病未控制，拟维持治疗方案。近 1 周出现恶心、呕吐，无法进食，呕吐物为白色黏液，一天可达 10～20 次，高度怀疑脑膜转移，预后不佳。并于 2021 年 6 月 4 日行伽马刀治疗，患者出现持续恶心、呕吐，头晕，癫痫发作，2021 年 6 月 7 日行腰椎穿刺检查，结果提示脑膜转移，现拟"胃癌"入院进一步治疗。

通常脑脊液中细胞数较其他部位少，用细胞离心涂片机制片利于肿瘤细胞的检出。该患者脑脊液常规检查有核细胞计数仅 15 个 /μl，通过细胞离心涂片机浓缩制片后，体液细胞形态学检查，如图 3-148 至图 3-156 所示。

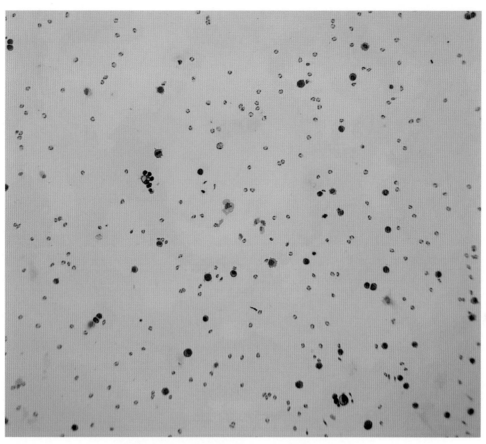

▲ 图 3-148　脑脊液（瑞特 – 吉姆萨染色，100×）

可见肿瘤细胞散在分布，细胞团少见，体积为中性粒细胞的 1.5～2 倍

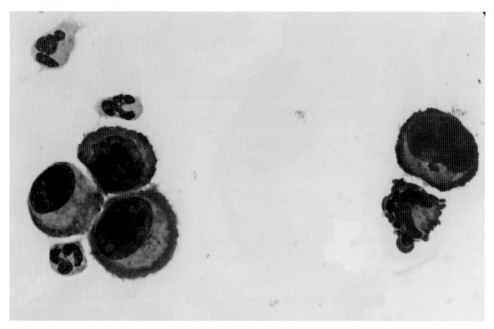

▲ 图 3-149　脑脊液中低分化腺癌细胞（瑞特 – 吉姆萨染色，1000×）

脑脊液中低分化腺癌细胞，细胞体积较大，深染，微绒毛明显

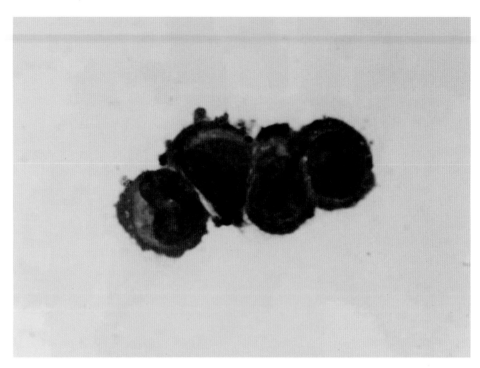

▲ 图 3-150　低分化腺癌细胞（瑞特 - 吉姆萨染色，1000×）
站队样排列的低分化腺癌细胞，核仁明显，内外浆明显，胞体深染

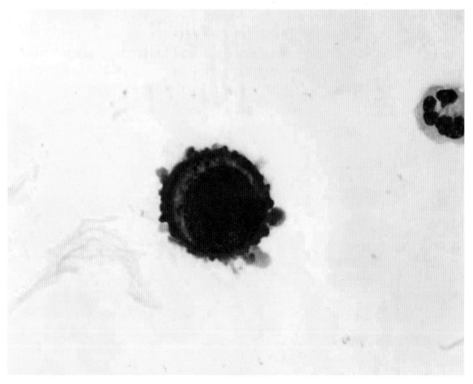

▲ 图 3-151　腺癌细胞（瑞特 - 吉姆萨染色，1000×）
脑脊液中肿瘤细胞形态与胸腔积液及腹水中略有不同，这与其内环境不同相关，脑脊液中胶体渗透压较低而
晶体渗透压较高，细胞膜脆性增加，制片时容易破碎且细胞多散在分布，少见聚集成团，故细胞比较舒展，
较规整，结构较清晰

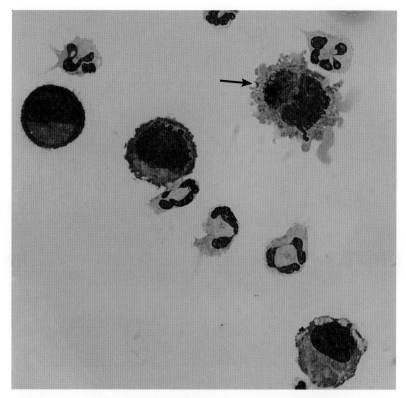

▲ 图 3-152　低分化腺癌细胞异常核分裂象（瑞特－吉姆萨染色，1000×）

肿瘤细胞胞体易见粉红色的微绒毛，可见疣状突起，以及单侧有成簇的粉色微绒毛，细胞整体着色深，细胞核染色质疏松，可见 1 个到多个大核仁，胞质中一侧可见粉红色嗜酸性区域。黑箭所指核分裂象存在发育不同步，分布不均

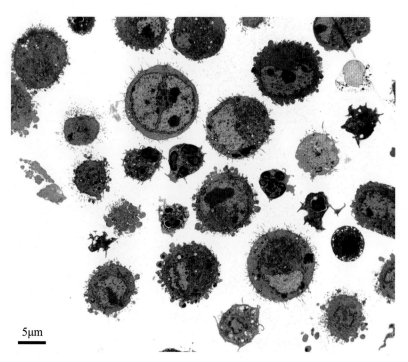

5μm

▲ 图 3-153　低分化腺癌细胞电镜图（TM，2500×）

低分化腺癌细胞数量众多，散在分布，少见黏附成团

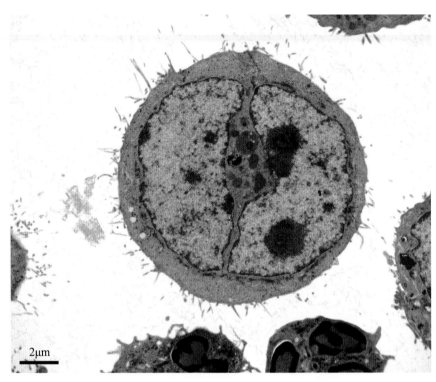

▲ 图 3-154　单个低分化腺癌细胞（TM，8000×）

核分裂成两部分，以常染色质为主，核仁大而清晰；细胞器少，以线粒体为主，游离核糖体和糖原较多，胞体深染；微绒毛短而密集

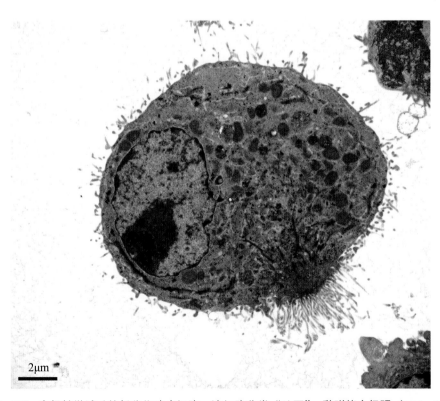

▲ 图 3-155　有极性微绒毛的低分化腺癌细胞，该细胞非常"凶恶"，黏附能力极强（TM，8000×）

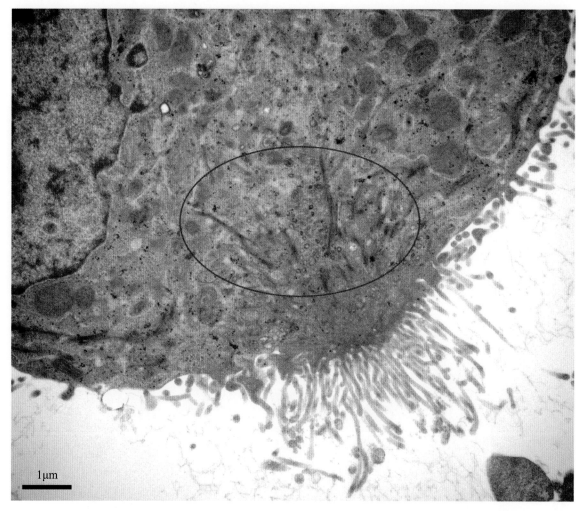

▲ 图 3-156　图 3-155 局部放大电镜图（TM，15 000×），成束的张力原纤维及微丝（红圈）

电镜下，肿瘤细胞胞核畸形明显，核质比大（低分化肿瘤），核仁大，染色质以常染色质为主；胞质中细胞器丰富，可见丰富的游离核糖体（使细胞染色后呈灰黑色），丰富的腺泡（腺癌来源）；细胞膜外有密集的微绒毛（光镜下呈粉红色），一侧有微绒毛束，与之连接的胞质内可见大量的张力原纤维及微丝（红圈），可见这束微绒毛与细胞的紧密连接关系密切，是细胞与其他细胞或组织建立连接的通道。该患者全身广泛转移，肿瘤细胞转移能力非常强，可能与这类细胞的微绒毛发达、利于种植密切相关。此外，肿瘤细胞体积较小时，很容易通过细胞或组织间的屏障，通过血液或者体液转移，这也是其广泛转移的原因，预后极差

（四）食管、胃底低分化癌

病例：65 岁老年男性患者，慢性病程。3 个月前，出现无诱因的腹痛，黑便，无发热、畏寒，无恶心、呕吐等不适，至某中医院就诊，查全腹平扫 + 增强 +CTA 检查结果提示：考虑胃贲门部癌伴周围多发淋巴结转移。胃镜检查结果提示：食管下段、贲门、胃底癌，食管下段、贲门、胃底见连续性巨大不规则隆起型溃疡，出血明显，予凝血酶原反复喷洒后血止。病理报告提示：（食管）低分化癌、（胃底）低分化癌。2021 年 1 月 13 日病理科会诊考虑：食管鳞状上皮及少量异型细胞，怀疑为腺癌，胃底低分化腺癌。免疫组化染色结果提示：MSH6（+）、PMS2

149

（＋）、Ki-67（＋80%）、CAM5.2（＋）、HER–2（1+）、CD56（－）、SYN（－）、CgA（－）、P63（－）、CEA（＋）。PET-CT 报告提示：食管下端、胃贲门部壁异常增厚，FDG 代谢异常增高，考虑胃癌累及食管，累及至浆膜面；胃贲门旁、肝胃间隙多发淋巴结转移。腹腔内、腹膜后及双侧膈脚间隙多发小淋巴结显示，部分 FDG 代谢轻度增高，首先考虑炎性淋巴结。余腹腔内、腹膜后及双侧膈角间隙多发小淋巴结显示，部分 FDG 代谢轻度增高，首先考虑炎性淋巴结（大致同前），建议密切随访除外个别转移可能。考虑患者新辅助治疗有效。患者近来少许乏力，胃纳略减，无发热、畏寒，无血便、黑便等不适，拟以"胃占位性病变"入院进一步治疗。胸腔积液体液细胞形态学检查，如图 3–157 至图 3–163 所示。

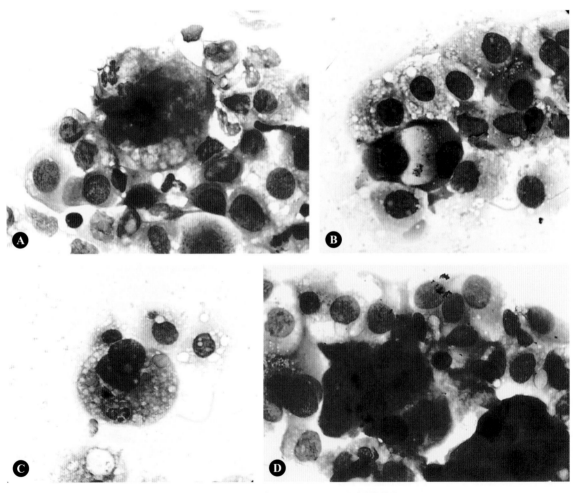

▲ 图 3–157　大小不一的肿瘤细胞（瑞特－吉姆萨染色，1000×）
肿瘤细胞大小不一，成团肿瘤细胞中除个别肿瘤细胞体积较大外，其他肿瘤细胞体积都不大，要与间皮细胞相区别，非常容易混淆

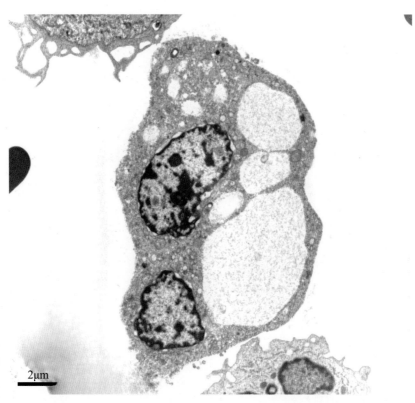

2μm

▲ 图 3-158 部分分化较好的腺癌细胞，特征较典型（TM，7000×）

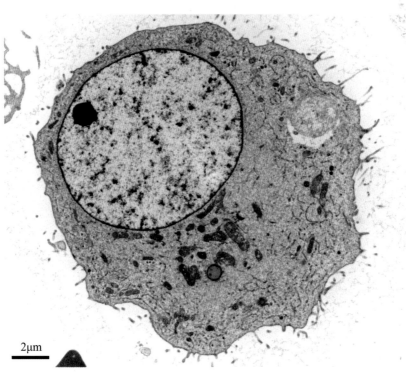

2μm

▲ 图 3-159 部分低分化腺癌细胞（TM，8000×）
核常染色质为主，大核仁，胞质细胞器少，着色浅，细胞膜外有短而密的微绒毛

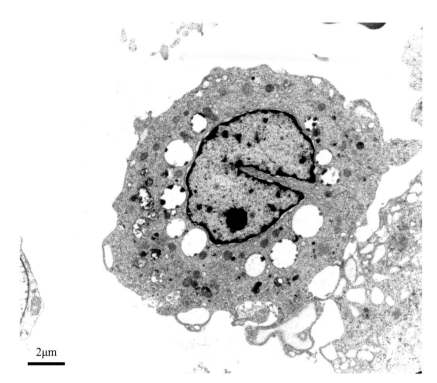

▲ 图 3-160　活化的巨噬细胞（TM，8000×）

通常除肿瘤细胞外，标本中也会看到大量正常、活化和核异质的细胞，如活化的巨噬细胞；图中细胞吞噬泡大小不一，初级、次级溶酶体丰富，伪足长而稀疏，核折叠，活化后核仁明显清晰

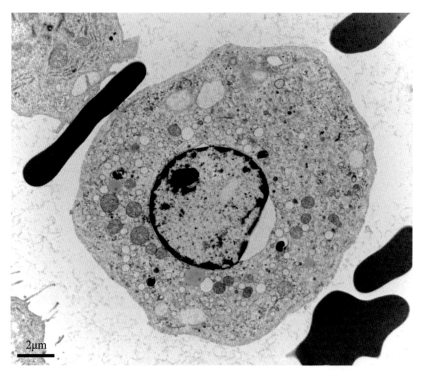

▲ 图 3-161　退化间皮细胞（TM，8000×）

该细胞处于凋亡期，核圆，核周裂隙明显，细胞核染色质松散，间隙明显，胞质中细胞器普遍肿胀破碎，伪足不明显

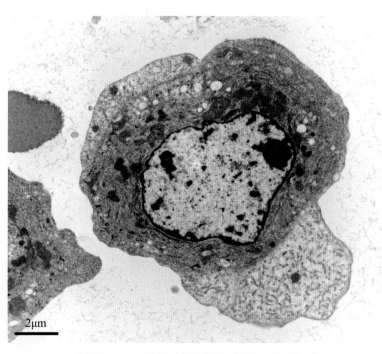

▲ 图 3-162 核异质间皮细胞（TM，10 000×）

核异质间皮细胞与分化程度低的肿瘤细胞的鉴别要点：低分化肿瘤细胞由于分化程度低、细胞器较少、游离核糖体少、着色偏淡、张力原纤维非常少，细胞核都是幼稚样，很难区分，但核异质间皮细胞分化程度高，是间皮细胞受刺激后活化，细胞器明显多、游离核糖体丰富、细胞伪足常呈疣状突起，不同于肿瘤细胞的微绒毛，可见明显增多的张力原纤维，多提示可能来源于上皮组织，抵抗外界因素能力强。与病理组织不同，体液细胞形态学见到的多是单个细胞，偶尔能看到几个细胞相连，故少见病理组织里常见的细胞间连接，在乳腺浸润性小叶腺癌的病例中也有描述（见上文）

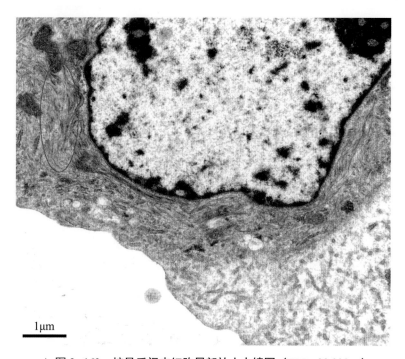

▲ 图 3-163 核异质间皮细胞局部放大电镜图（TM，20 000×）

局部放大后的核异质间皮细胞，红圈内为张力原纤维束。细胞内微管、微丝及张力原纤维发达，部分细胞质留白增多，细胞器肿胀，提示细胞凋亡倾向

153

（五）乳腺浸润型低分化腺癌

病例：患者，女性，41 岁，慢性病程。3 年前确诊乳腺癌，恶心伴腹痛半个月。并于 3 年前确诊后行乳腺切除术。病理结果提示：浸润性低分化腺癌。多次多种化疗效果不理想，复查发现腋窝淋巴结肿大，右锁骨上淋巴结肿大，穿刺可见浸润性腺癌细胞，ER（－），PR（－），CerbB-2（＋）弱，Ki-67（＋）＞ 90%。胸腔积液体液形态学检查，如图 3-164 至图 3-171 所示。

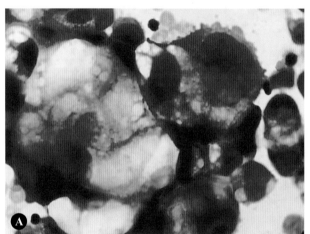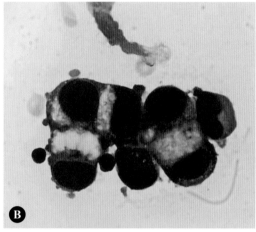
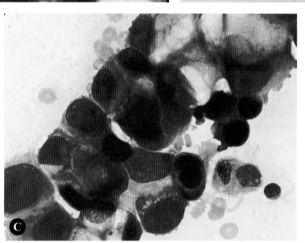

▲ 图 3-164　低分化腺癌癌巢（瑞特－吉姆萨染色，1000×）

该患者病理确诊为浸润型低分化腺癌，可见小腺癌细胞分化程度较低，成团分布，偶见分化较好的腺癌细胞，多见低分化肿瘤细胞核质比大，细胞深染，核染色质疏松，胞质量少，腺泡小或无，胞体不规则

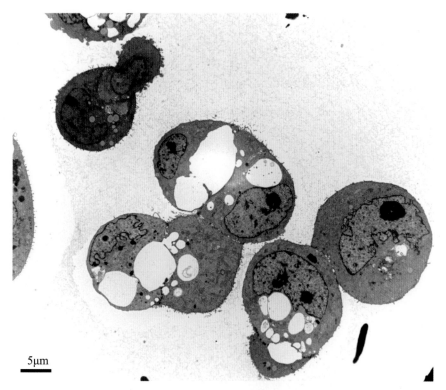

5μm

▲ 图 3-165　腺癌细胞（TM，2500×）

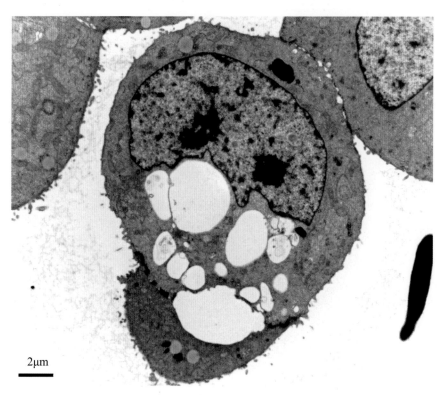

2μm

▲ 图 3-166　单个腺癌细胞（TM，7000×）

核畸形，腺泡巨大，胞体不规则，细胞器丰富，游离核糖体及糖原密布，整个细胞深染

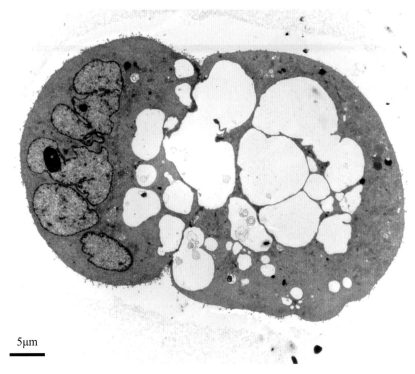

5μm

▲ 图 3-167　体积巨大的腺癌细胞（TM，3000×）

通常低分化腺癌不会这么大。病理划分分化程度是按照这类细胞的比例来划分的，如果癌巢内低分化腺癌细胞的比例高，则划分为低分化腺癌，但总会有部分细胞分化程度较高，不是绝对单纯只有一类细胞

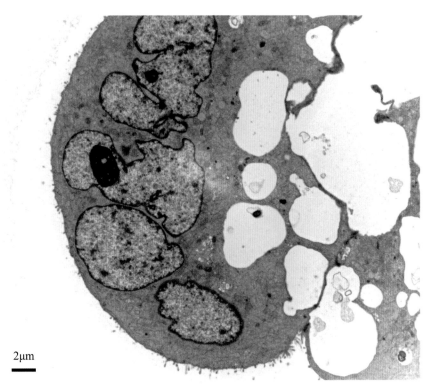

2μm

▲ 图 3-168　局部放大的腺癌细胞（TM，5000×）

核碎裂成多块，腺泡大而多，将细胞核挤到偏位，细胞膜上微绒毛短而密，游离核糖体及糖原丰富，细胞深染

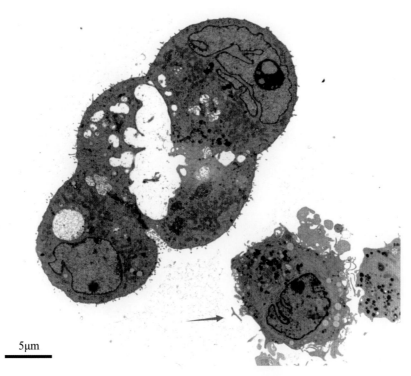

▲ 图 3-169 腺癌细胞（TM，4000×）

胞核明显畸形，腺泡巨大，分化差的肿瘤细胞核质比大。箭所指为活化的巨噬细胞，核折叠扭曲，可见明显核仁，胞质中有丰富的吞噬泡和溶酶体，胞质外侧伪足细长、卷曲，较肿瘤细胞细、短而密的微绒毛明显不同

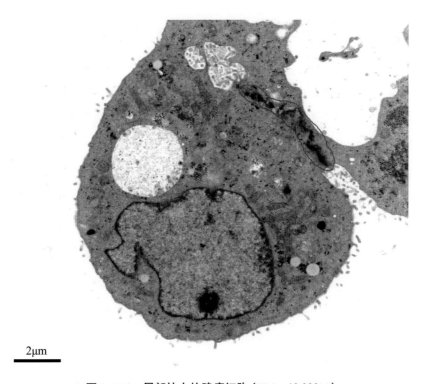

▲ 图 3-170 局部放大的腺癌细胞（TM，10 000×）

该肿瘤细胞线粒体丰富，游离核糖体散在或成团出现，提示细胞合成增殖需求旺盛，细胞间可见连接复合体（红色勾画）

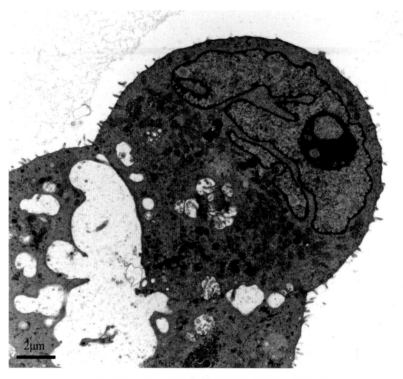

▲ 图 3-171　低分化腺癌细胞（TM，8000×）

核仁巨大，胞核畸形碎裂，胞质中线粒体异常丰富，糖原成团出现，提示肿瘤细胞增殖活跃。肿瘤细胞侵袭及转移能力强，预后不良，患者入院后，病情进展迅速，不久后去世

（六）胃印戒细胞癌，低分化腺癌

病例： 老年患者，女性，73 岁，慢性病程。2019 年行腹腔镜下全胃根治性切除 +Roux-Y 吻合术，手术顺利，术后恢复可。术后全胃肿瘤根治标本病理报告提示：①"胃体小弯侧"低分化腺癌，部分为印戒细胞癌，浸润溃疡型（Lauren 分型：弥漫型），肿块大小 8cm×7cm，肿瘤浸润至浆膜层，并侵及食管黏膜下及肌层及外膜层；神经累犯（+）、脉管累犯（+）；②送检食管切缘及自检下切缘均阴性；③自检胃大弯淋巴结（5/14）、胃小弯淋巴结（3/3），送检Ⅷ组淋巴结（0/3）、Ⅸ组淋巴结（0/1）、Ⅹ组淋巴结（0/1）、Ⅺ组淋巴结（0/2）转移性癌。免疫组化染色结果为 Ki-67（+70%）、CAM5.2（+）、HER-2（0）、E-cadherin（+）、EGFR（+）、CK（Pan）（+）、CK20（部分 +）、CK7（+）、P53（-）。PET-CT 结果提示：腔镜下全胃根治性切除 +Roux-Y 吻合术后改变，空肠与食管端 - 侧吻合处管壁增厚伴 FDG 代谢轻度增高，肠侧吻合处管壁未见明显增厚，FDG 代谢轻度增高，考虑吻合口少许炎性病变。子宫直肠陷凹包裹性积液伴邻近腹膜增厚，FDG 代谢轻度增高，考虑种植转移所致；肝周少量积液，肠梗阻。诊断肠梗阻伴腹腔种植转移可能，行空肠侧 - 侧吻合 + 空肠营养性造瘘 + 肠粘连松解 + 腹腔输液港置入术，术后恢复可。现为求复查及化疗再次就诊，拟以"胃恶性肿瘤术后化疗"入院进一步治疗。体液细胞形态学检查，如图 3-172 至图 3-177 所示。

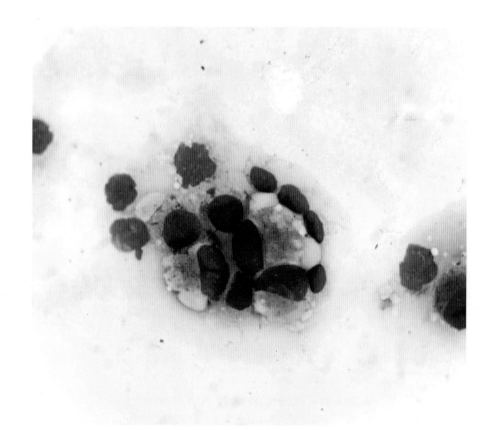

▲ 图 3-172　低分化腺癌细胞（瑞特 - 吉姆萨染色，1000×）
低分化腺癌细胞成团出现，光镜下较难与核异质的间皮细胞相区别

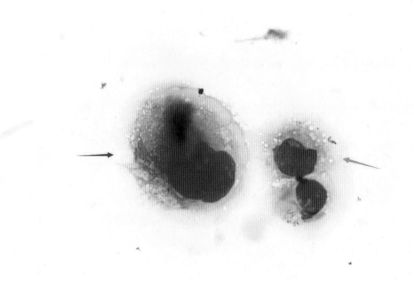

▲ 图 3-173　印戒细胞癌细胞（红箭）与低分化腺癌细胞（绿箭）（瑞特 - 吉姆萨染色，1000×）
印戒细胞癌细胞与低分化腺癌细胞的胞体都比较小，核畸形，胞质中可见小腺泡。印戒细胞癌细胞胞质较多，核偏位，也属于分化程度低的肿瘤；低分化腺癌细胞核质比大，胞质量少

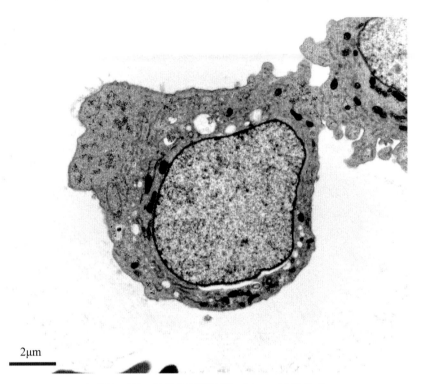

▲ 图 3-174　低分化腺癌细胞（TM，10 000×）

核质比大，细胞核以常染色质为主，胞质中细胞器少，线粒体为主，糖原散在或成簇出现，呈黑色，游离核糖体密布呈灰色，腺泡小，数量不多，核周有裂隙，提示细胞退化，临近破碎、凋亡

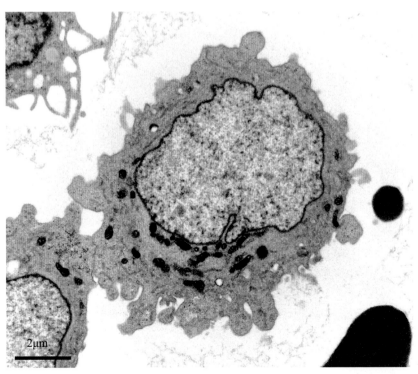

▲ 图 3-175　低分化腺癌细胞（TM，8000×）

与图 3-174 细胞紧密连接，均为低分化腺癌细胞，特征较一致，伪足较多

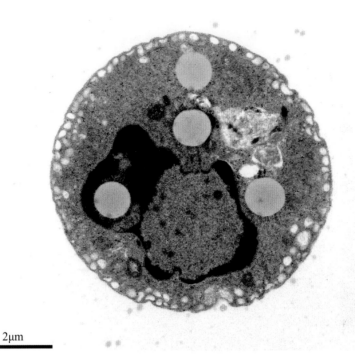

2μm

▲ 图 3-176　印戒细胞癌细胞（TM，10 000×）
核畸形，偏位，胞体大，腺泡较丰富，胞体呈灰黑色

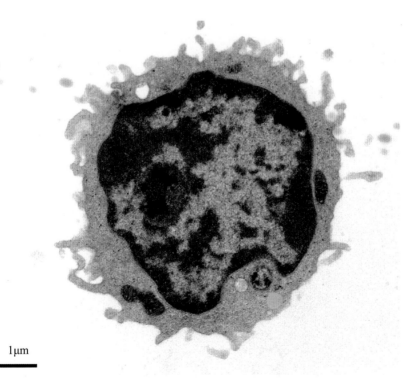

1μm

▲ 图 3-177　静止期淋巴细胞（TM，12 000×）

在体液中，淋巴细胞和巨噬细胞都是体液中常见细胞，处于静止期的淋巴细胞核质比大，体积明显较肿瘤细胞小，淋巴细胞核染色质以异染色质为主，聚集成团块状，胞质中细胞器少，易见少量线粒体；细胞微绒毛粗短，通常较肿瘤细胞微绒毛粗

四、淋巴细胞白血病/淋巴瘤

淋巴瘤是起源于淋巴造血系统的恶性肿瘤，主要表现为无痛性淋巴结肿大，肝脾肿大，全身各组织器官均可受累，伴发热、盗汗、消瘦、瘙痒等全身症状。由于胸腺位于胸骨柄后方的纵隔上部，它又是淋巴系统重要的发育、成熟器官，胸部的淋巴瘤极易转移并在胸腔中种植，尤其是比较靠近胸膜的组织器官的肿瘤，故在胸腔积液中发现淋巴瘤细胞非常常见，尤其是进展迅速有侵袭性的淋巴瘤。急性淋巴细胞白血病是前体淋巴细胞（淋巴母细胞）肿瘤，以侵犯骨髓和外周血（通常大于 25%）为主。通常也会有淋巴结的侵犯，在胸腔积液、腹水及脑脊液中常可以看到异常淋巴细胞的身影，治疗后很多残余的异常淋巴细胞常隐藏在这些不易被药物渗透的腔隙，造成肿瘤的复发和转移。

（一）淋巴瘤广泛转移

病例：患者，女性，73 岁，慢性病程。1 周前，因"腹胀伴停止排便 2 天"入院，腹部及盆腔 CT 检查报告提示：降结肠远段占位性病变，恶性肿瘤可能，腹盆腔、腹股沟、腹膜、大网膜、肠系膜、腹膜后、心膈角、胸段脊柱旁、纵隔见多发结节、团块影，转移可能，建议增强检查。双侧肾上腺增粗，伴局部可疑结节。胆囊壁略增厚。盆腔少量积液。附见：双侧胸腔少量积液。患者出现胸闷气促、不能平卧，双肺呼吸音低，双下肢浮肿，请呼吸及重症医学科会诊，建议转科进一步治疗。患者目前精神尚可，体力下降，食欲欠佳，睡眠一般，体重无明显变化，大便 1 周未解，排尿正常。该患者属于终末期，入院后 3 天去世。胸腔积液体液细胞形态学检查，如图 3-178 至图 3-182 所示。

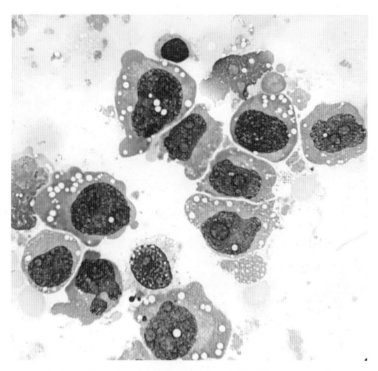

▲ 图 3-178　淋巴瘤细胞（瑞特－吉姆萨染色，1000×）
空泡变性明显，细胞核核仁巨大，涂抹细胞增多

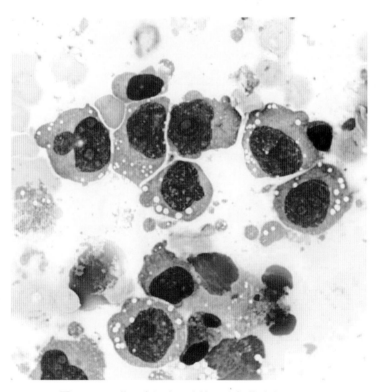

▲ 图 3-179　淋巴瘤细胞（瑞特－吉姆萨染色，1000×）
核畸形可见，浆质体（胞质脱落而成，没有细胞核，是胞质的一部分，可见颗粒）多见，涂抹细胞增多提示细胞易凋亡破裂

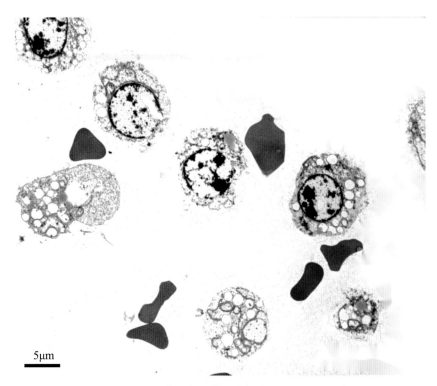

5μm

▲ 图 3-180　淋巴瘤细胞和浆质体（TM，3000×）

细胞核染色质明显疏松，留白明显，细胞膜残破，不完整，提示细胞处于凋亡前期，由于淋巴细胞在胸水中浸泡时间较久，且异常淋巴细胞易破碎凋亡，形成涂抹细胞，故电镜下细胞多破烂状，空泡明显

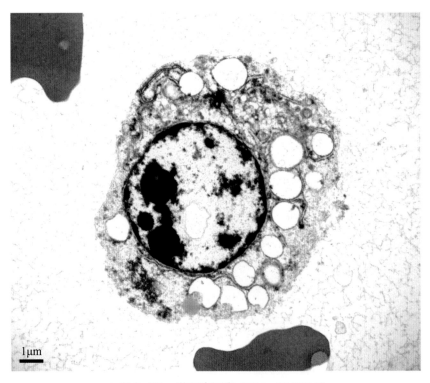

1μm

▲ 图 3-181　淋巴瘤细胞（TM，10 000×）

细胞核仁大且明显；胞质中空泡多，内质网肿胀变性，细胞膜完整性不佳，提示处于凋亡破碎前期

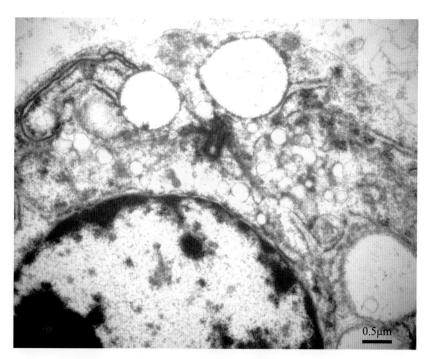

▲ 图 3-182　淋巴瘤细胞局部放大电镜图（TM，40 000×）
细胞器均肿胀溶解，空泡明显

（二）淋巴瘤

病例： 患者，女性，68 岁，急性起病。因"胸闷、气促 1 天"入院。患者 1 天前无明显诱因下出现胸闷、气促，遂急诊就诊，查胸部 CT 提示：右侧大量胸腔积液伴右肺膨胀不全，左侧胸腔少量积液，遂予以行胸腔置管引流，胸腔积液常规提示：有核细胞计数 13 000/μl，异常细胞 85%；考虑淋巴瘤细胞可能，为行进一步治疗急诊拟"胸腔积液待查"收入院。体液细胞形态学，如图 3-183 至图 3-186 所示。

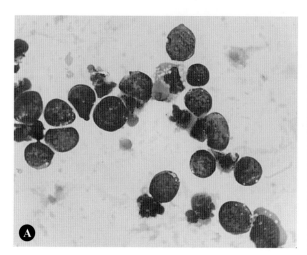
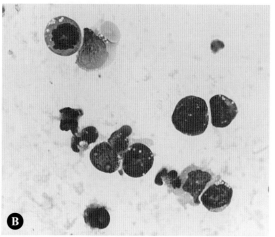

▲ 图 3-183　淋巴瘤细胞（瑞特 - 吉姆萨染色，1000×）
细胞核质比大，核染色质细腻，核仁大而明显；胞质量少，有空泡；涂抹细胞增多；易见异常核分裂象

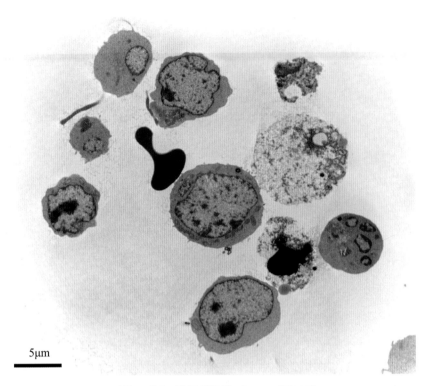

▲ 图 3-184　淋巴瘤细胞（TM，4000×）

胞质中空泡少，细胞较完整，易见涂抹细胞

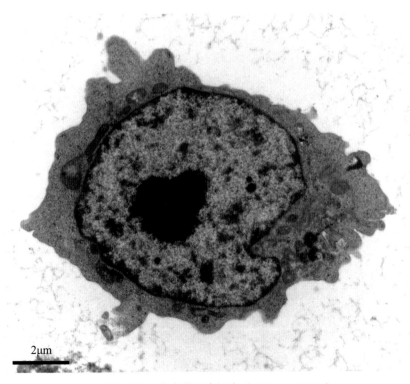

▲ 图 3-185　单个淋巴瘤细胞（TM，12 000×）

淋巴瘤细胞核以常染色质为主，可见大核仁；胞质中游离核糖体增多，着色较黑；线粒体粗大，明显增多；胞体较静止期淋巴细胞略大，胞体大小类似于反应性淋巴细胞，可以与下一个病例进行对比

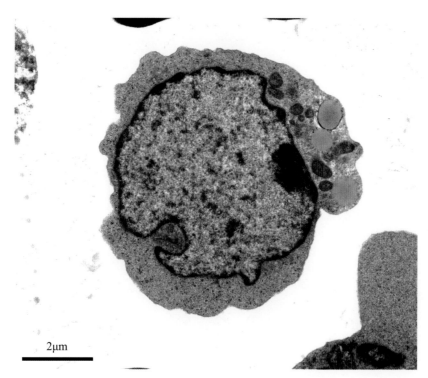

▲ 图 3-186　淋巴瘤细胞（TM，15 000×）

一些淋巴瘤细胞可见分泌泡，分泌泡呈灰色、均质，较次级溶酶体形成的空泡略不同，可能与分泌克隆性免疫球蛋白或其他异常蛋白的功能相关

五、反应性淋巴细胞

病例：患者，男性，23 岁，急性病程。10 天前，出现无明显诱因发热，最高体温 39.8℃，伴畏寒、寒战，头痛、乏力、干咳、咽痛，自觉晨起时右侧胸背部闷痛，与姿势、呼吸有关，持续数十分钟后缓解。查白细胞计数 13.12×10⁹/L，超敏 CRP 17.44mg/L，胸部 CT 示：右肺少许炎症，右侧胸膜增厚。予头孢噻肟抗感染 3 天，症状未见明显好转，仍有体温反复 38℃左右，改莫西沙星注射液静脉滴注治疗，症状有所缓解，体温有所下降。2 天前，患者再次体温升高，症状同前，复查血常规白细胞下降，但 CRP 120mg/L 较前升高。3 天后行胸部 CT 检查报告提示：两肺散在炎症（右肺下叶为主）；右侧胸腔积液，伴右肺下叶部膨胀不全，右侧斜裂胸膜包裹性积液；为求进一步治疗，门诊拟"肺炎"收入院。患者入院后精神尚可，体力正常，食欲正常，睡眠正常，体重无明显变化，大便正常，排尿正常。入院 2 天后胸腔积液生化常规检查提示：腺苷脱氨酶 55U/L↑；痰液细菌＋真菌培养药敏：大量革兰阴性杆菌、大量革兰阳性球菌。胸管引流出 600ml 淡黄色液体。结合患者腺苷脱氨酶 55U/L↑，考虑结核性胸膜炎可能性大，查胸腔积液结核 DNA 阳性，痰液找抗酸杆菌未查见。体液细胞形态学结果，如图 3-187 至图 3-189 所示。

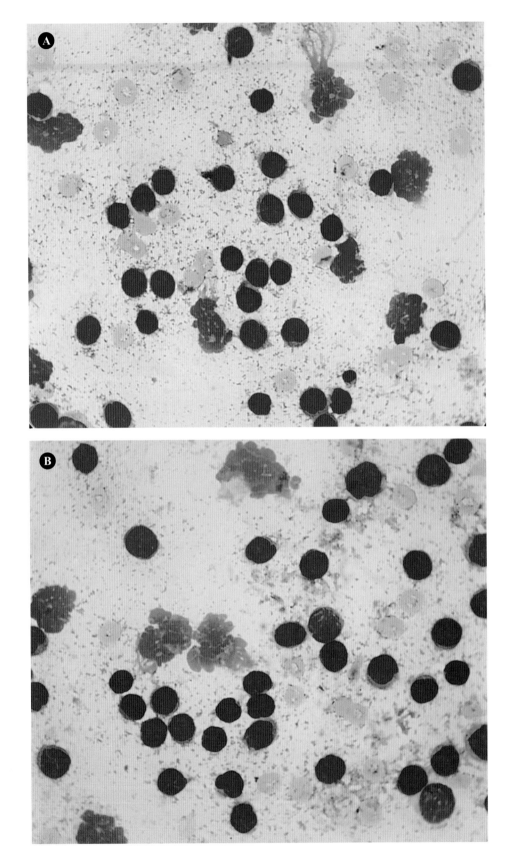

▲ 图 3-187　淋巴细胞明显增多（瑞特 – 吉姆萨染色，1000×）
可见反应性淋巴细胞，涂抹细胞增多，背景粉红色坏死颗粒增多

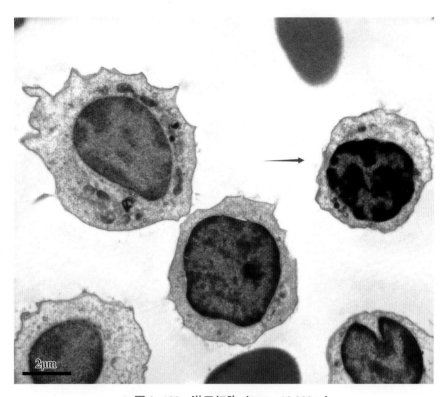

▲ 图 3-188　淋巴细胞（TM，10 000×）

淋巴细胞为静止期淋巴细胞（红箭），其余淋巴细胞为活化淋巴细胞，主要差异为核染色质的变化，静止期淋巴细胞以异染色质为主，活化淋巴细胞以常染色质为主，可见核仁

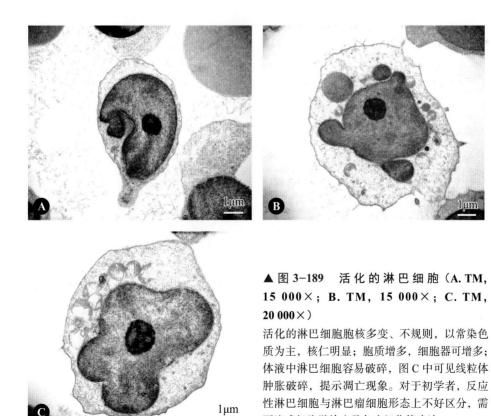

▲ 图 3-189　活 化 的 淋 巴 细 胞（A. TM，15 000×；B. TM，15 000×；C. TM，20 000×）

活化的淋巴细胞胞核多变、不规则，以常染色质为主，核仁明显；胞质增多，细胞器可增多；体液中淋巴细胞容易破碎，图 C 中可见线粒体肿胀破碎，提示凋亡现象。对于初学者，反应性淋巴细胞与淋巴瘤细胞形态上不好区分，需要流式细胞学检查及免疫组化等确诊

六、间皮瘤

间皮细胞属于上皮组织中的单层扁平上皮，由中胚层发育而来，覆盖于胸膜，腹膜和心包膜表面形成间皮。间皮瘤有两种：胸膜间皮瘤是胸膜原发肿瘤，有局限型（多为良性）和弥漫型（都是恶性）之分，其中弥漫型恶性间皮瘤是胸部预后最坏的肿瘤之一。患者大多数为40—70岁，男性多于女性；腹膜间皮瘤是指原发于腹膜间皮细胞的肿瘤。临床表现不具有特征性，常见的症状和体征有腹痛、腹水、腹胀及腹部包块等。腹膜间皮瘤约占所有间皮瘤病例的20%，发病年龄覆盖2—92岁，平均年龄为54岁，其中约63%的病例患病年龄为45—64岁，儿童患病者罕见。临床间皮瘤患者比较少见，由于其病变部位就在间皮，故体液细胞形态学检查常为直接发现肿瘤的手段之一。

病例：青年患者，女性，27岁，慢性病程。2年前，出现无明显诱因的腹胀不适，与进食、活动无相关性，伴双下肢浮肿，无畏寒、发热，无腹痛、腹泻，无胸闷、气急，无肉眼血尿等不适，曾至我院急诊就诊，完善相关检查后考虑"1型糖尿病肾病V期肾性贫血"，予降压降糖、利尿等治疗后转入我科，经血液透析、利尿，补充白蛋白，降压降糖等治疗后腹胀较前显著改善。2年来腹胀反复发作，1周前患者再次感腹胀明显，伴咳嗽，无咳痰，自觉颜面部肿胀，双下肢无明显水肿，无畏寒、发热，无腹痛，无明显胸闷，无胸痛、气急，无夜间端坐呼吸等，为放腹水治疗遂至我院门诊就诊，拟"血液透析状态"收住入院。患者"糖尿病"12余年，长期予以"门冬胰岛素早8U、中4U、晚8U联合来得时10U睡前皮下注射"控制血糖。患者"高血压病"病史2年余，最高时血压约为200/100mmHg，现长期口服卡维地洛12.5mg，每日1次，拜新同30mg，每日2次，控制血压，血压控制一般。有"肿瘤标志物升高、梅毒个人史"病史，无特殊治疗。2019年1月行血液长期透析导管置入术。2019年3月行肾透析的动静脉造瘘术。患者转科后精神尚可，体力下降，食欲一般，睡眠可，体重明显增加，大便正常，无尿。肿瘤标志物（女）（血清）：糖类抗原125 88.5U/ml↑、人附睾蛋白4 1461.0pmol/L↑、胃泌素释放肽前体258.8pg/ml↑。2021年7月查传染病四项结果为乙肝表面抗体阳性、梅毒特异性抗体（TP-Ab）阳性。腹水病理液基细胞学检查：检出肿瘤细胞，恶性间皮瘤可能。体液细胞形态学检查，如图3-190至图3-196所示。

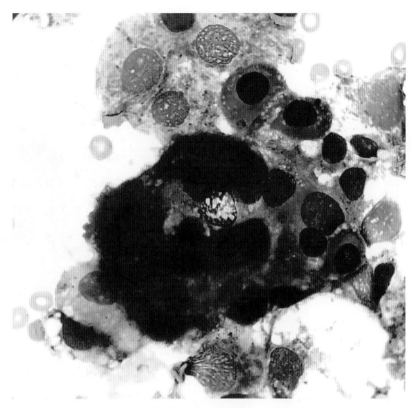

▲ 图 3-190　排列紊乱的间皮瘤细胞（瑞特 – 吉姆萨染色，1000×）

间皮细胞常有间皮孔形成，正常间皮孔排列整齐，大小一致，中间可见染粉红色嗜酸性蛋白质分泌物；该患者的间皮孔排列极性消失，细胞大小不一

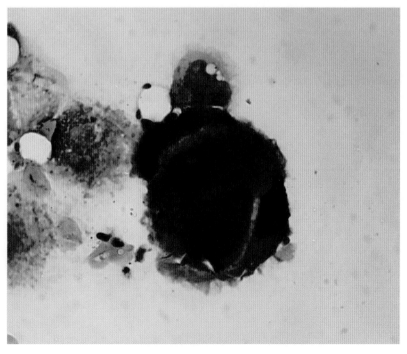

▲ 图 3-191　恶性间皮瘤癌巢（瑞特 – 吉姆萨染色，1000×）

异常排列的畸形间皮瘤细胞，可见明显核仁

171

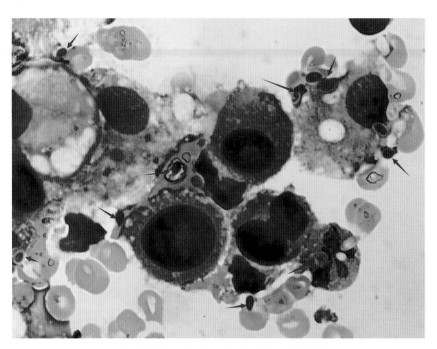

▲ 图 3-192　中重度核异质间皮细胞（瑞特－吉姆萨染色，1000×）

核质比明显增大，可见核仁；细胞明显深染，形态上与间皮瘤细胞有交叉。有的重度核异质间皮细胞也许就是肿瘤细胞，但是需要免疫组化确认，形态学上无法明确性质。可见大量真菌（红箭），结合患者严重肾病，长期腹透史病史，免疫力下降，提示腹腔真菌感染

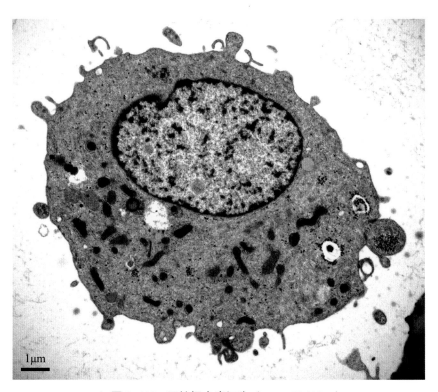

▲ 图 3-193　恶性间皮瘤细胞（TM，12 000×）

细胞核以常染色质为主；胞体轻度增大；胞质中细胞器明显增多，线粒体增多，着色深染，嵴明显；游离核糖体增多，糖原成簇出现，提示细胞合成、代谢旺盛，胞体深染

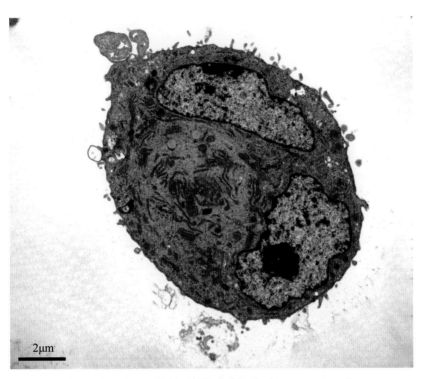

▲ 图 3-194　双核的恶性间皮瘤细胞（TM，10 000×）

细胞核畸形，常染色质为主，核仁明显；胞质中内质网明显增多，排列紊乱，提示细胞合成功能强大；胞质中游离核糖体及糖原多，细胞整体呈灰黑色

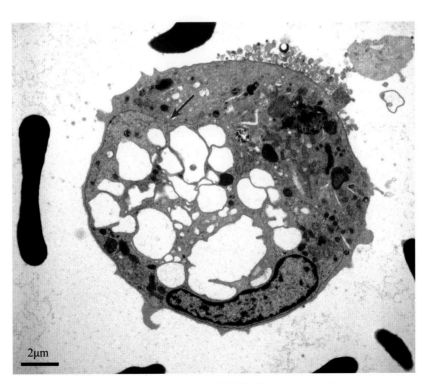

▲ 图 3-195　肿瘤细胞吞噬体（TM，8000×）

肿瘤细胞形成吞噬体，间皮瘤细胞空泡变性；细胞膜外侧微绒毛成簇出现、密集，与正常间皮细胞的疣状突起的伪足及皱褶不同。该吞噬体中可见明显质膜界限（箭），提示为两个肿瘤细胞

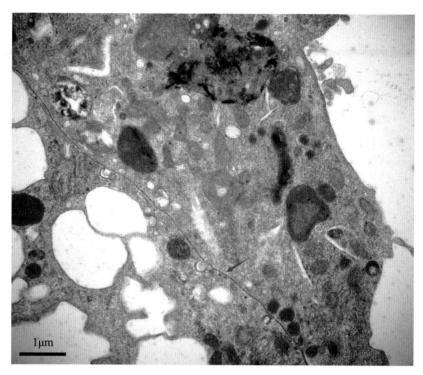

▲ 图 3-196　图 3-195 肿瘤细胞吞噬体局部放大（TM，40 000×）

可见丰富的线粒体，包含体；可见嵌合细胞膜界限（箭）；肿瘤细胞微绒毛丰富，短而密

七、浆细胞白血病

　　浆细胞白血病（plasma cell leukemia，PCL）：骨髓中异常浆细胞恶性增殖，浸润全身器官和组织，并大量存在于外周血中，是浆细胞来源的恶性肿瘤，外周血浆细胞数＞ 20%，或者浆细胞绝对值＞ 2.0×10^9/L，可诊断 PCL。资料表明，本病占急性白血病 1%～2%，病程较短，类似其他急性白血病。临床上浆细胞白血病分为原发性浆细胞白血病（primary plasma cell leukemia，PPCL）和继发性浆细胞白血病（secondary plasma cell leukemia，SPCL），60%～70%为原发性浆细胞白血病。原发性浆细胞白血病（PPCL）属白血病独立类型，临床表现与急性白血病相似。继发性浆细胞白血病大多数继发于多发性骨髓瘤（multiple myeloma，MM），临床病理与 MM 基本相似，为 MM 的一种终末期表现。发病占 MM 的 1.6%～2%，国内报道占 MM 的 8%，也有少数继发于巨球蛋白血症、淋巴瘤、慢性白血病和淀粉样变。体液细胞形态学中较少见，多数肿瘤转移患者体液中可见相应的肿瘤细胞。

浆细胞白血病胸腔积液转移

　　病例：老年患者，男性，76 岁，慢性病程。因"确诊多发性骨髓瘤 1 年余，乏力、纳差、腹痛 2 周"入院。目前诊断：多发性骨髓瘤 IgA-λ ISS 分期 Ⅰ 期 A；继发性浆细胞白血病；脓毒症；社区获得性肺炎，非重症；急性心力衰竭失代偿；房性期前收缩（房性早搏）；2 型糖尿病；泌尿系感染；慢性胰腺炎；腰椎间盘变性；T_6 椎体病理性骨折，不可归类在他处者；脂肪肝；左下肢肌间静脉血栓形成；脾切除术后；高钠血症；低钾血症；低蛋白血症。患者目前疾病终末期，现病情危重。胸腔积液体液细胞形态学检查结果，如图 3-197 至图 3-200 所示。

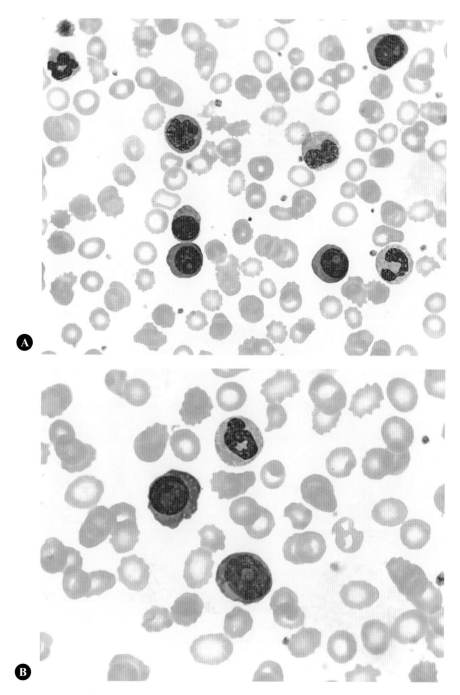

▲ 图 3-197 浆细胞白血病细胞（瑞特 – 吉姆萨染色，1000×）

血性胸腔积液中可见大量原始浆细胞，染色质疏松，可见 1 个核仁大而明显；核质比大，胞质少，核周可见淡染区，胞质蓝，颗粒少或无

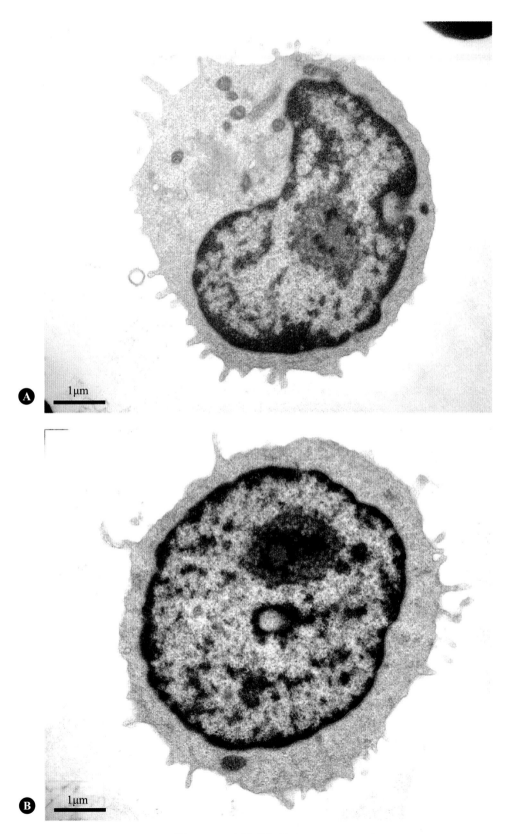

▲ 图 3-198　原始浆细胞（TM，20 000×）

原始浆细胞与原始淋巴细胞类似，核质比大，细胞核以常染色质为主，核仁大；胞质少。细胞越原始，细胞器越少，越难以区分

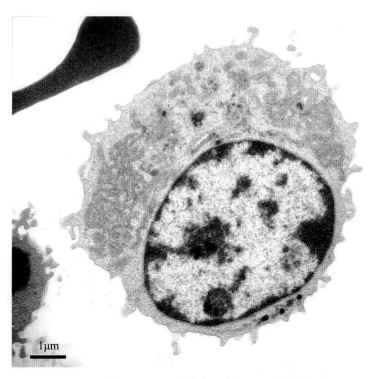

▲ 图 3-199　幼稚浆细胞（TM，15 000×）

细胞核常染色质为主，核仁较大；胞质中内质网发达，但不似成熟浆细胞星环形板层状分布，核周可见高尔基体，线粒体；较原始浆细胞细胞器明显增多

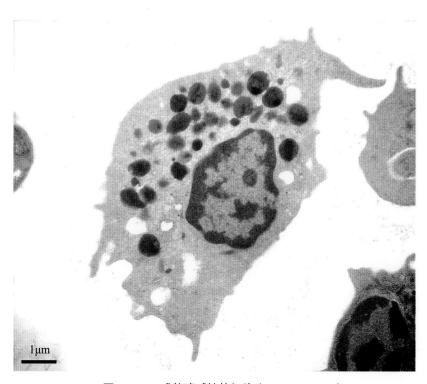

▲ 图 3-200　成熟嗜碱性粒细胞（TM，15 000×）

血性胸腔积液中，嗜酸性粒细胞和嗜碱性粒细胞常见，主要由于血液或空气刺激，导致血中的嗜酸性粒细胞及嗜碱性粒细胞游离到组织液中，参与细胞调控。成熟的嗜碱性粒细胞和嗜酸性粒细胞电镜下都有黑色的颗粒，但嗜碱性粒细胞由于电镜制片染色时，会溶解一部分颗粒，形成白色空泡，而嗜酸性颗粒中含有棱形的结晶体而略有不同

八、反应性浆细胞

病例：患者，男性，77 岁，急性病程。2 周前，出现无明显诱因的腹痛、腹胀伴恶心、呕吐，入院后查体：全腹肌紧张，伴压痛反跳痛，移动性浊音可疑，肠鸣音弱。完善 CT 提示肝包膜下及腹腔见游离气体密度影及积液。考虑空腔脏器穿孔，于急诊全麻下行剖腹探查＋小肠穿孔修补＋阑尾切除术＋腹腔冲洗引流术。术后予拉氧头孢 1g，每日 2 次，抗感染，6 天前患者出现高热、腹胀明显，一般细菌培养结果（脓液）大肠埃希菌，改抗生素为泰能 0.5g，每 8 小时 1 次，抗感染治疗。5 天前患者引流管内引出粪便样物，复查腹部 CT 提示消化道穿孔，右侧中下腹腹腔内积血考虑，肠壁及肠系膜增厚，腹腔、盆腔积液。于急诊全麻下行剖腹探查＋乙状结肠部分切除＋近端造瘘术。术中见腹腔内大量脓性积液，下腹部大量干结粪块，乙状结肠远端靠近腹膜反折线约 3cm 处见 4cm 瘘口，破裂超过肠周 1/2。术后患者转入 ICU 进一步治疗。双侧胸腔积液体液细胞形态学检查，结果如图 3-201 至图 3-203 所示。

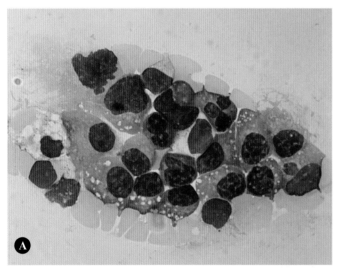

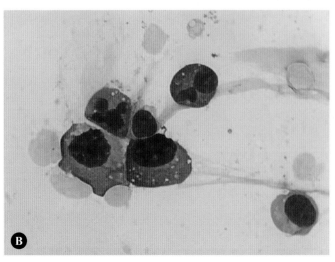

◀图 3-201 反应性浆细胞（瑞特－吉姆萨染色，1000×）

图中可见大量反应性浆细胞。胞体不大，核偏位，染色质块状，核周淡染区明显，胞质边缘可见粉紫色免疫球蛋白分布，胞质中可见小的空泡；少量细胞核刺激后分叶，其核形态改变类似反应性淋巴细胞

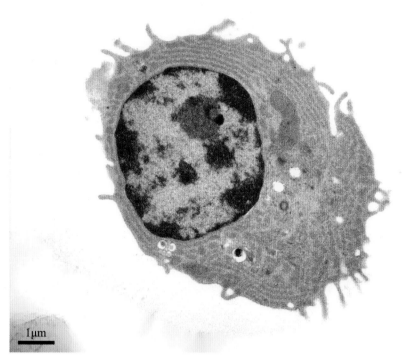

1μm

▲ 图3-202 反应性浆细胞（TM，15 000×）

反应性浆细胞是活化的成熟浆细胞，细胞核异染色质较多，可见核仁；胞质内质网发达，合成功能强；高尔基体和线粒体在一侧核旁

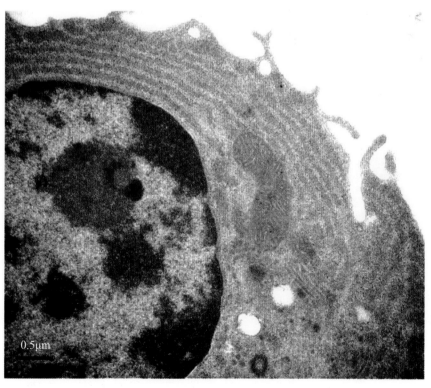

0.5μm

▲ 图3-203 图3-202反应性浆细胞局部放大电镜图（TM，30 000×）

图中可见内质网呈同心圆排列在胞质中

九、肝癌

肝癌即肝脏恶性肿瘤，可分为原发性和继发性两大类。原发性肝脏恶性肿瘤起源于肝脏的上皮或间叶组织，前者称为原发性肝癌，是我国高发的，危害极大的恶性肿瘤；后者称为肉瘤，与原发性肝癌相比较为少见。继发性或称转移性肝癌系指全身多个器官起源的恶性肿瘤侵犯至肝脏。一般多见于胃、胆道、胰腺、结直肠、卵巢、子宫、肺、乳腺等器官恶性肿瘤的肝转移。由于肝脏血管丰富，原发性肝癌极易发生全身血行转移，主要转移部位是肺、脑、骨，体液中也可以看到肝癌细胞，与其他肿瘤细胞相比，来源于肝脏等实质性器官的肿瘤，细胞形态上有其明显的特点。

原发性肝癌肺转移

病例：患者，男性，44 岁，慢性病程急性发作。因干咳 2 个月余，伴咯血 1 周入院。体检：神志清，皮肤巩膜无黄染，双肺呼吸音清，未闻及明显干、湿性啰音。心律齐，未闻及明显病理性杂音。腹软，无压痛，无反跳痛，Murphy 征（－），肝脾肋下未及，未及明显包块，移浊（－），双下肢无水肿。入院时诊断：咯血；肝移植状态；肝恶性肿瘤；肺部继发性恶性肿瘤。胸腔积液体液细胞形态学检查结果，如图 3-204 至图 3-211 所示。

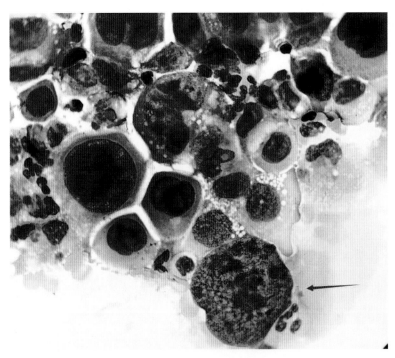

▲ **图 3-204　肝癌细胞癌巢（瑞特 – 吉姆萨染色，1000×）**

肝癌细胞体积大，核深染，裂隙明显，核仁多个；胞质染蓝色，空泡少量或无。箭所指是肿瘤细胞，凋亡呈裸核样，胞核大、畸形，核仁多，肿瘤细胞形态特性明显

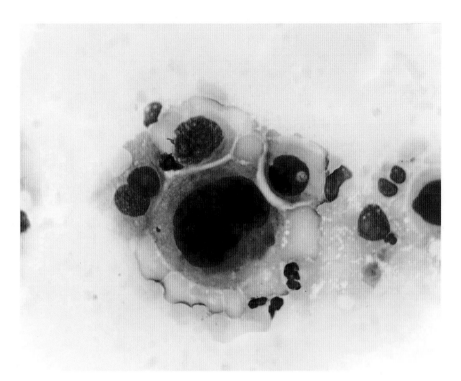

▲ 图 3-205　肝癌细胞（瑞特－吉姆萨染色，1000×）
细胞相对散在分布，可见清晰肝癌细胞，核大，裂痕明显，外浆丰富

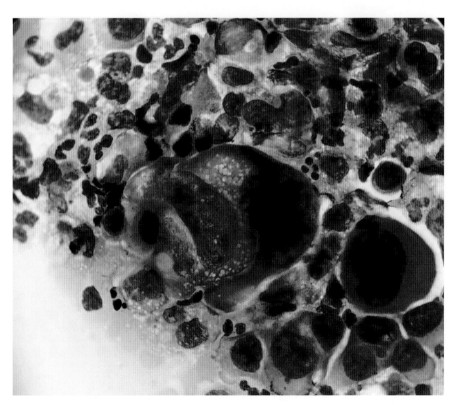

▲ 图 3-206　肿瘤细胞吞噬体（瑞特－吉姆萨染色，1000×）
常见的肿瘤细胞排列紊乱，吞噬现象易见

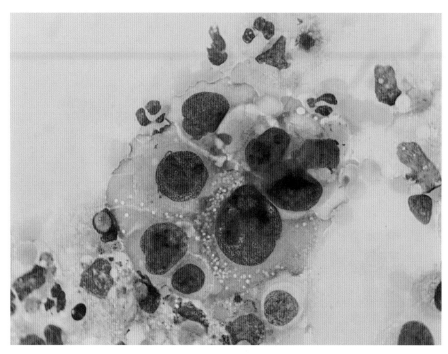

▲ 图 3-207　癌巢（瑞特－吉姆萨染色，1000×）

肿瘤细胞成团出现，浆界不清，细胞间紧密连接

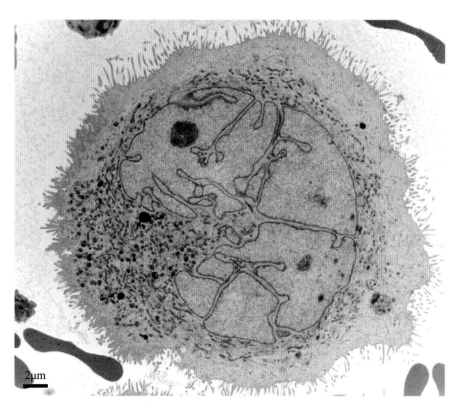

▲ 图 3-208　肝癌细胞（TM，5000×）

电镜下，肝癌细胞核碎裂明显，常染色质为主，核仁大；胞质中细胞器丰富，以线粒体为主；细胞微绒毛密集，丰富，光镜下表现为外浆

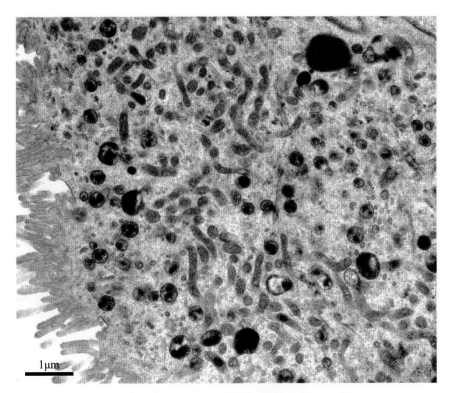

1μm

▲ 图 3-209 图 3-208 局部放大电镜图（**TM，40 000×**）
可见大量线粒体，吞噬泡较多，游离核糖体密集，微绒毛密集

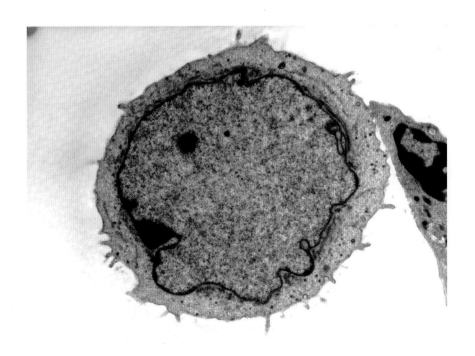

1μm

▲ 图 3-210 幼稚肝癌细胞（**TM，10 000×**）
核质比大，核以常染色质为主，有核仁；胞质量少，细胞器少；微绒毛少。肿瘤中此类细胞多，提示增殖旺盛

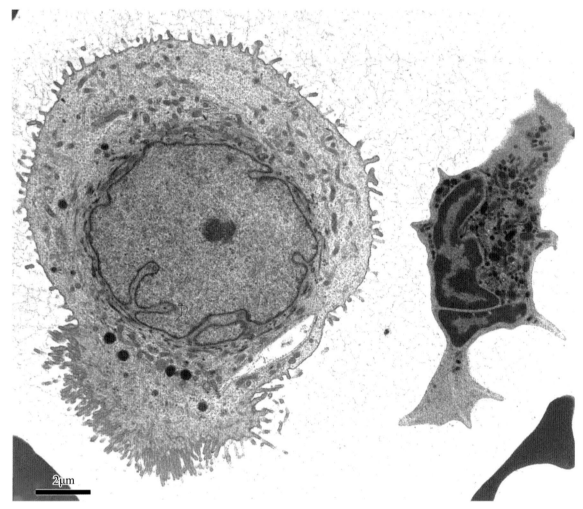

▲ 图 3-211　部分微绒毛发达（TM，8000×）

部分微绒毛发达（TM，8000×），成簇出现，与其较强的转移、定植能力相关

十、尘细胞增多

肺泡灌洗液尘细胞增多

病例：患者，男性，46岁，慢性病程。10余天前，体检查胸部CT报告提示：左肺下叶前内基底段可见实性结节，大小为16mm×12mm，边界清，有毛刺征、分叶征。左肺上叶可见多发小斑点状、斑片状密度增高影，边缘模糊。两肺可见多发小钙化灶两肺野纹理清晰，两侧胸廓对称，未见明显异常密度影。胸部增强CT检查提示：左肺下段实性结节，考虑良性，结核可能大，请结合临床。左肺上叶感染性病变，考虑结核，建议进一步检查。门诊拟"肺部结节"收治入院。患者有30年吸烟史。肺泡灌洗液形态学检查结果，如图3-212至图3-214所示。

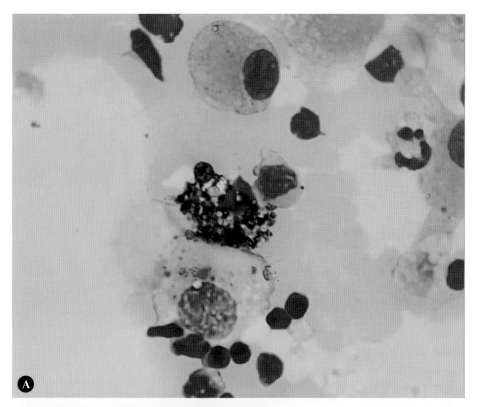

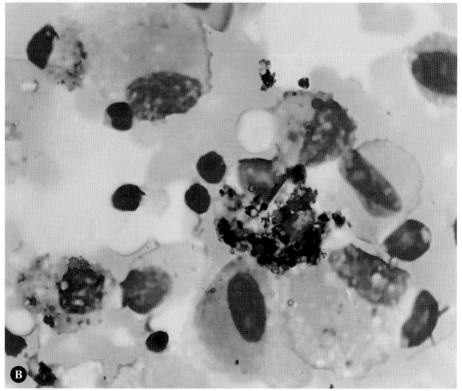

▲ 图 3-212　尘细胞（瑞特 - 吉姆萨染色，1000×）

巨噬细胞吞噬了大量灰尘形成黑色颗粒，吞噬了焦油形成淡蓝色脂滴

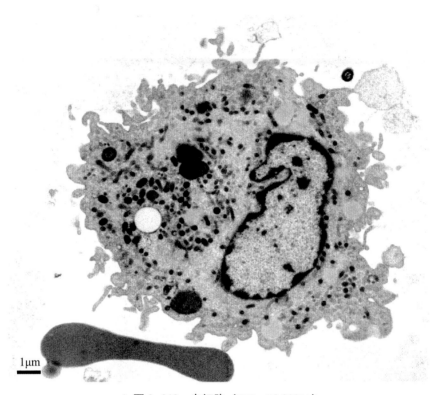

▲ 图 3-213　尘细胞（TM，10 000×）

在电镜下，尘细胞胞体内吞噬的黑色颗粒致密，脂滴易被溶解成空泡

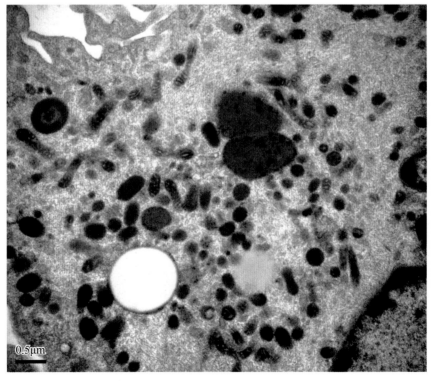

▲ 图 3-214　尘细胞（TM，25 000×）

巨噬细胞胞质中满布尘颗粒，致密，不同于其他包含体，粉尘颗粒不易被溶解，形态不规则

十一、肺泡蛋白质沉积症

肺泡蛋白质沉积症（pulmonary alveolar proteinosis，PAP），又称 Rosen-Castle-man-Liebow 综合征。以肺泡和细支气管腔内充满 PAS 染色阳性的富磷脂蛋白质为其特征。好发于中青年，男性发病率是女性的 3 倍。原因未明，可能与免疫功能障碍有关。粉尘尤其以接触矽尘的人群可引起 PAP，故认为可能是对某些刺激物的非特异性反应，导致肺泡巨噬细胞分解，产生 PAS 阳性蛋白。

病例：患者，男性，37 岁，慢性病程。1 年前，因喉部异物感去当地医院检查，查肺部 CT 示两肺下叶内基底段、后基底段见散在片状磨玻璃密度影，边缘模糊。无咳嗽、咳痰，无头晕、头痛，无恶心、呕吐等不适，未治疗。现为求进一步诊治，门诊拟"肺部阴影"收治。常规组织病理检查与诊断（左舌支灌洗液黏膜）检查提示："左舌支灌洗液特殊染色"可符合肺泡蛋白沉积症。肺泡灌洗液形态学检查结果，如图 3-215 至图 3-218 所示。

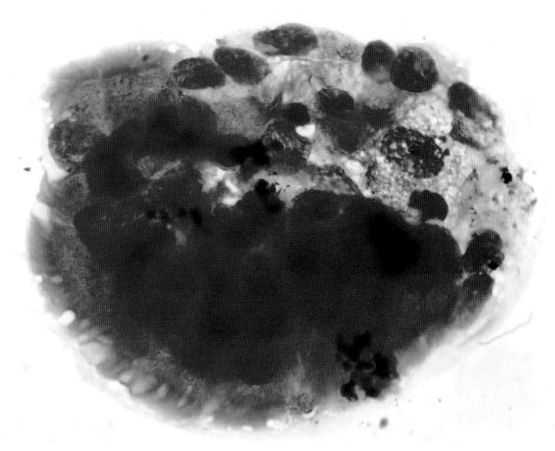

▲ 图 3-215 成簇纤毛柱状上皮细胞（瑞特－吉姆萨染色，1000×）

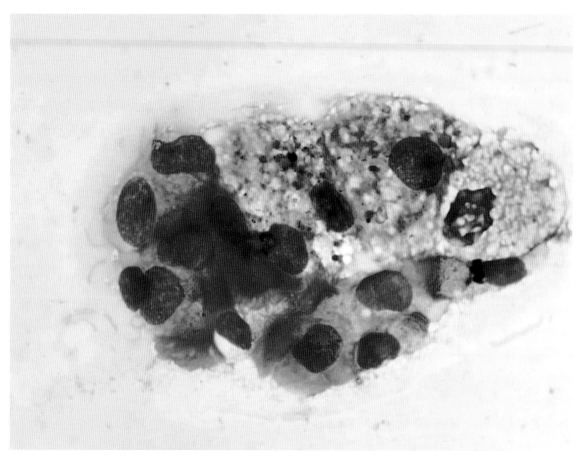

▲ 图 3-216 巨噬细胞中吞噬脂质呈空泡样改变（瑞特 – 吉姆萨染色，1000×）

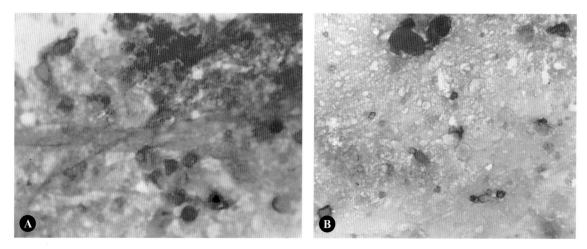

▲ 图 3-217 大量无定型粉紫红色颗粒（A. PAS 染色，1000×；B. PAS 染色，400×）

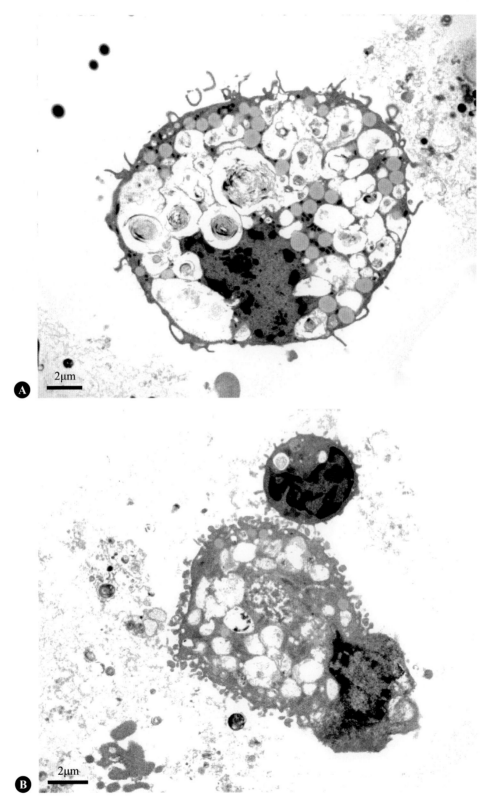

▲ 图 3-218　吞噬大量脂质的巨噬细胞（A. TM，7000×；B. TM，8000×）

其中部分脂质被消化，形成残余体，该情况的巨噬细胞泡沫样改变明显

十二、肺铁末沉着病

病例：患者，男性，46岁，慢性病程。长期吸入铁屑导致的职业病。体液细胞形态学检查结果，如图3-219至图3-222所示。

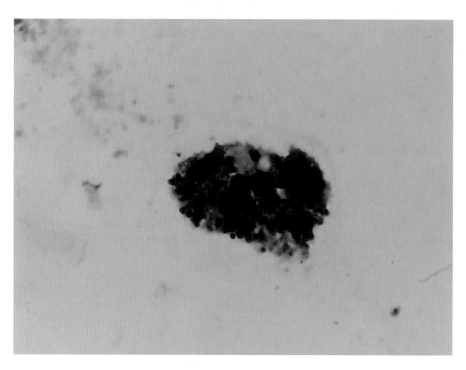

◀图3-219 巨噬细胞中吞噬铁颗粒，呈黑色，较尘细胞颜色稍深，瑞特染色时无法明确区分，需要铁染色才能确认（瑞特－吉姆萨染色，1000×）

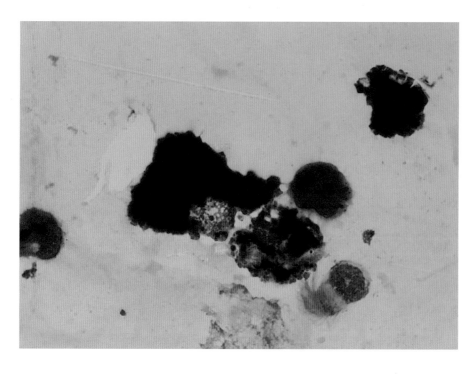

◀图3-220 巨噬细胞中吞噬铁颗粒，呈黑色，瑞特染色时无法明确区分性质，需要铁染色才能确认（瑞特－吉姆萨染色，1000×）

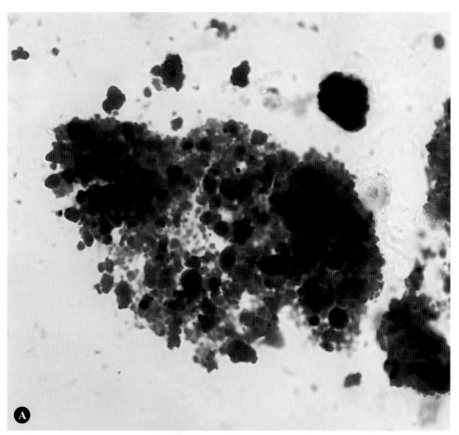

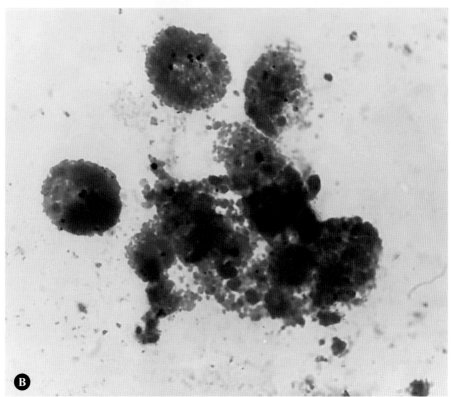

▲ 图 3-221　巨噬细胞（铁染色，1000×）

吞噬大量形态不规整、大小不等的铁颗粒，铁染色阳性，呈蓝色

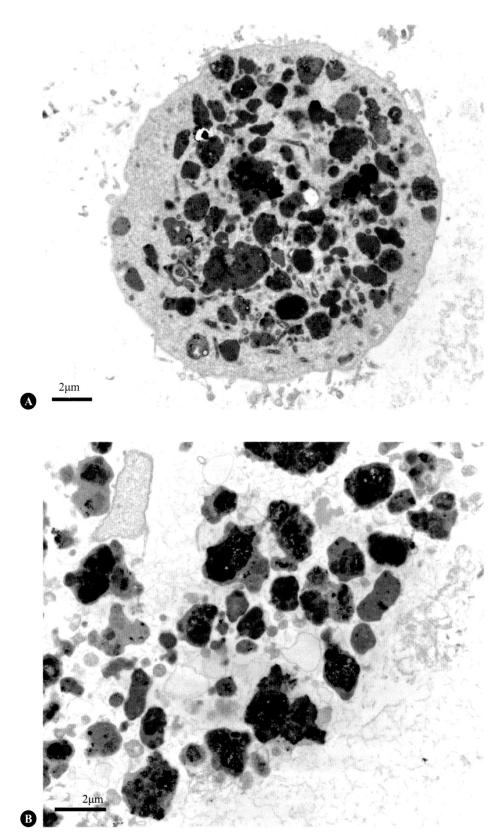

▲ 图 3-222　吞噬大量铁颗粒的巨噬细胞（A. TM，8000×；B. TM，10 000×）

图 B 为图 A 的局部放大，与含铁血黄素细胞相比，吞噬铁颗粒的巨噬细胞颗粒黑，更不规则，而含铁血黄素颗粒黑且均质，较圆；尘细胞颗粒灰黑相间，大小不一，较细小

第 4 章　微生物及结晶的光镜与电镜对比

一、真菌

真菌感染常在消化道穿孔及反复穿刺（如腹膜透析、胸腔引流等）操作不当或导管保养不当时出现，通常会伴有严重的其他病原体感染。因积液中物质非常杂乱，为诊断增加了难度，而较好地识别这些病原体，能为临床诊治指明方向，这点非常重要。下面列举一些积液中常见物质电镜中的形态，并与光镜对比，旨在为大家提高形态分析能力提供新的手段。具体见图 4-1 至图 4-4。

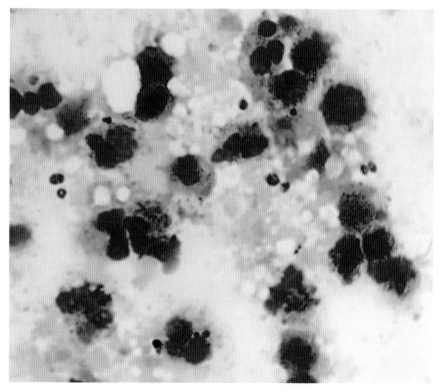

▲ 图 4-1　食管胸膜漏，脓性积液中可见真菌及凋亡细胞（瑞特 - 吉姆萨染色，1000×）

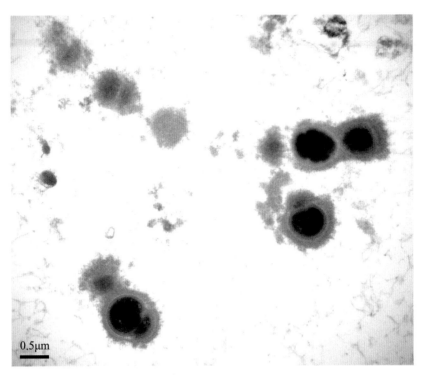

▲ 图 4-2　真菌（TM，25 000×）

真菌的细胞壁较厚，集中细胞 30% 左右的干物质，可以保持细胞形状，并抵抗外界影响，主要成分是己糖或氨基己糖构成的多糖链 β_1，3-β_1，6- 葡聚糖。多数真菌的细胞壁由几丁质组成，非常坚韧，不同于植物细胞壁多为纤维素组成，低等真菌细胞壁也是纤维素为主，酵母菌细胞壁主要成分是葡聚糖为主，不同类别的真菌细胞壁组分不同，其成分与真菌的分类及抵抗力密切相关

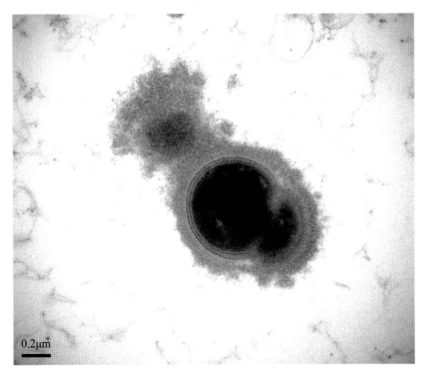

▲ 图 4-3　真菌（TM，60 000×）

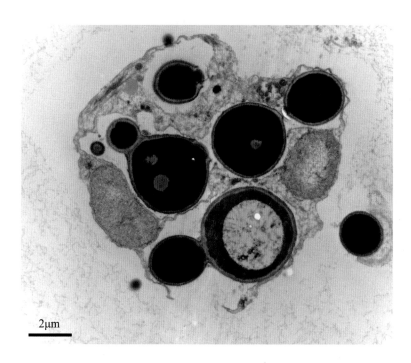

◀图4-4 细胞内真菌（TM，10 000×）
真菌被细胞吞噬后，部分真菌被消化，结构不清晰

2μm

二、细菌

感染性积液中常见各种细菌，由于体液细胞形态学是用瑞特–吉姆萨染色，只能大致分辨球菌和杆菌，还需革兰染色或其他特殊染色及结合细菌培养和鉴定，才能明确感染类别。具体见图4-5至图4-7。

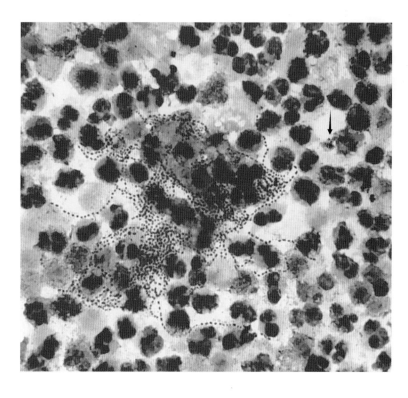

◀图4-5 食管胸膜瘘，脓性胸腔积液中大量球菌，可见胆红素结晶（箭），提示陈旧出血（瑞特–吉姆萨染色，1000×）

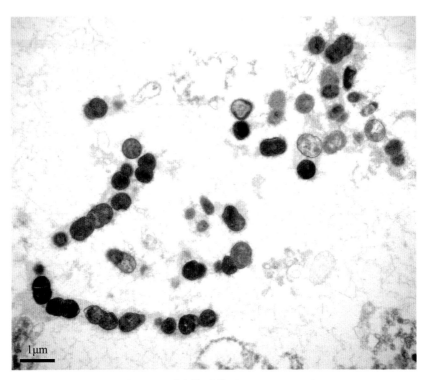

▲ 图 4-6　成串的球菌（TM，15 000×）

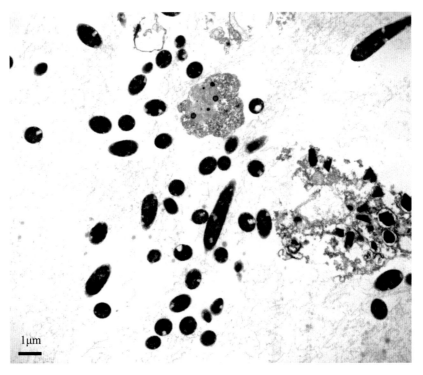

▲ 图 4-7　球菌和杆菌（TM，15 000×）切面不同

三、夏科-莱登结晶

夏科－莱登结晶为菱形无色透明指南针样，其两端尖，大小不等，折光性强，由嗜酸性粒细胞破裂后嗜酸性颗粒互相融合而成，属于蛋白质结晶，多见于肺吸虫、阿米巴痢疾、钩虫病等寄生虫感染，以及过敏性疾病及血性积液中。

病例：患者，男性，24 岁，急性病程。1 个月前，因吃生虾后出现胸闷气急，无法平躺，活动后明显，休息后稍缓解，于安徽当地医院检查发现包虫 IgG 抗体阳性，肺吸虫 IgG 抗体阳性，肝吸虫、裂头蚴 IgG 抗体阳性，日本血吸虫 IgG 抗体阳性，血沉、CRP 升高，胸部 CT 提示双肺感染性病变，两侧胸腔积液，心包积液，纵隔多发淋巴结，诊断为"血吸虫病"，治疗上予胸腔穿刺积液引流，抗生素（具体用药、用量不详）抗感染治疗好转后出院。出院后门诊复诊，口服吡喹酮片对症治疗，仍有胸闷不适，伴活动后气急，来我院就诊，门诊拟"胸腔积液"收入院。心包积液中细胞形态学检查结果，如图 4-8 至图 4-9 所示。

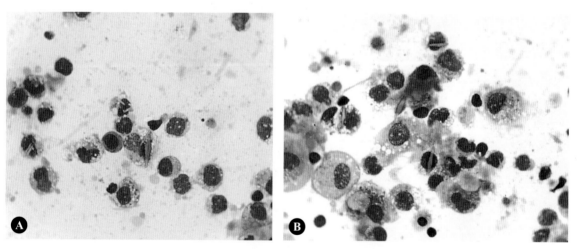

▲ 图 4-8　细胞内及细胞外均可见夏科－莱登结晶（瑞特－吉姆萨染色，1000×）

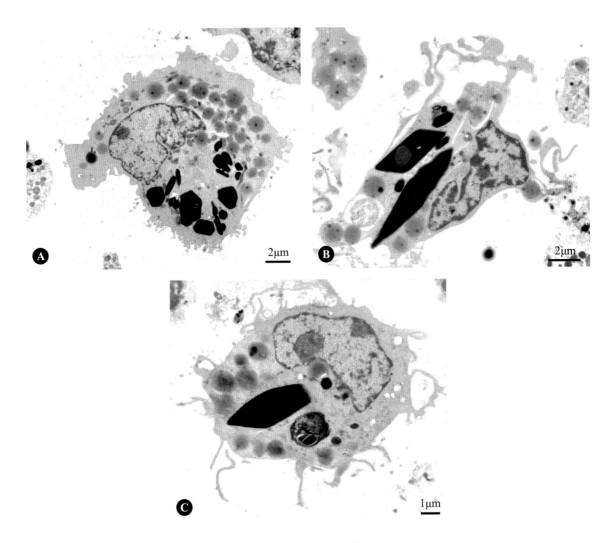

▲ 图 4-9 细胞内夏科 – 莱登结晶

A. 夏科 – 莱登结晶横截面（TM，8000×），六边形或不规则黑色致密结晶；B. 夏科 – 莱登结晶斜截面（TM，10 000×）；
C. 夏科 – 莱登结晶（TM，12 000×），由于电镜检验的标本制备需要包埋、染色等过程，细胞外的结晶太小，易丢失，
仅可见胞内结晶。由于该结晶是蛋白质构成，故电镜下呈致密黑色，类似血红蛋白成像

四、尿酸钠结晶

尿酸钠结晶是关节腔积液中较常见的结晶，引起慢性炎症及纤维组织增生形成结石，又叫痛风结石。多为散在无色针状，大量出现也可呈絮状，不着色，大小不一，可被中性粒细胞、巨噬细胞吞噬，具体见图4-10至图4-12。

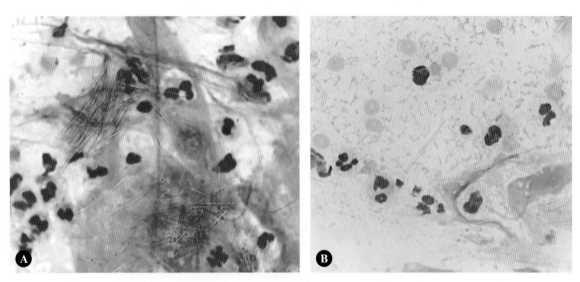

▲ 图 4-10　成簇及单个的尿酸钠结晶（瑞特 – 吉姆萨染色，1000×）

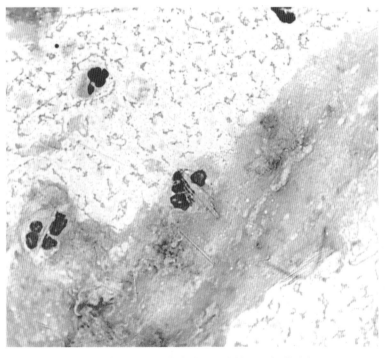

▲ 图 4-11　被细胞吞噬的尿酸钠结晶（瑞特 – 吉姆萨染色，1000×）

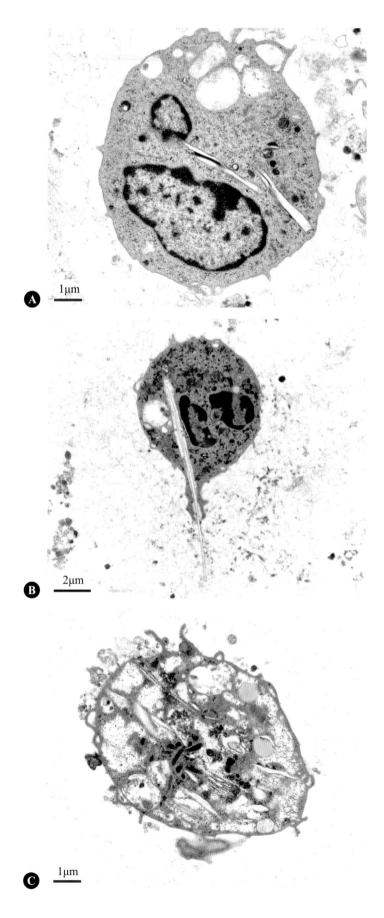

在电镜下，尿酸钠结晶为无机物结晶，透明针状，夏科－莱登结晶是蛋白质结晶，故呈黑色，两者完全不同（A. TM，15 000×；B. TM，10 000×；C. TM，15 000×）

A

1μm

B

2μm

C

1μm

五、惠普尔养障体

惠普尔养障体（tropheryma Whipplei, TW）是革兰阳性杆菌，需氧菌，大小为（0.25～0.5）μm × （1.5～2.5）μm，在电镜下呈现独特的三层质膜的细胞壁超微结构，16S rRNA 种系分析和 16S-23S 基因间隔序列揭示，TW 属于放线菌门，放线菌纲，放线菌目，纤维素单胞菌科，养障体属。全基因组测序分析，拥有 1 条单环小染色体（925938bp），序列分析显示其是一种缺陷型细菌，是一种共生菌。形态学表现为泡沫样巨噬细胞胞体内 PAS 染色阳性杆菌。TW 是一种广泛存在的微生物，可是惠普尔病（Whipple's disease，WD）患者却极其少见，与 TW 接触并不能一定导致 WD 的发生，某些免疫病理因素可能在 WD 的发病机制中起重要作用。WD 患者自身的免疫缺陷可能是导致对 TW 具有易感性的一个重要因素，具体见图 4-13 至图 4-16。

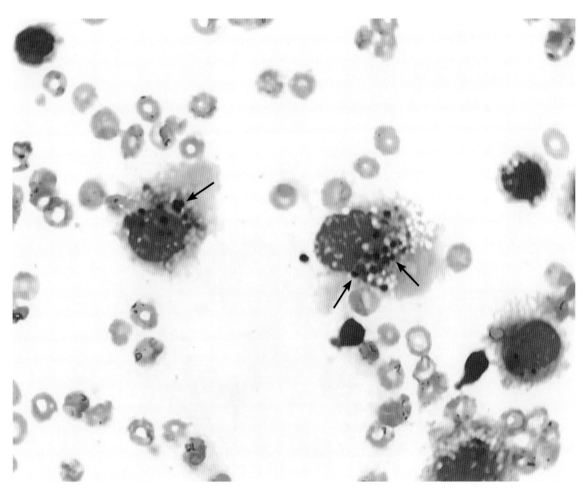

▲ 图 4-13　肺泡灌洗液中的惠普尔养障体，在泡沫样巨噬细胞的胞质中（革兰染色，1000×），革兰阳性短杆菌

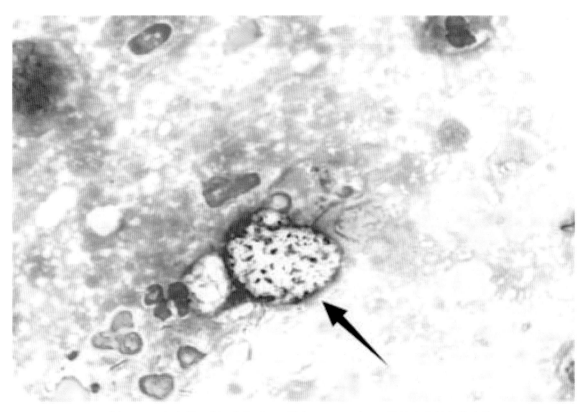

▲ 图 4-14　泡沫样巨噬细胞中（PAS 染色，1000×），阳性的为惠普尔养障体

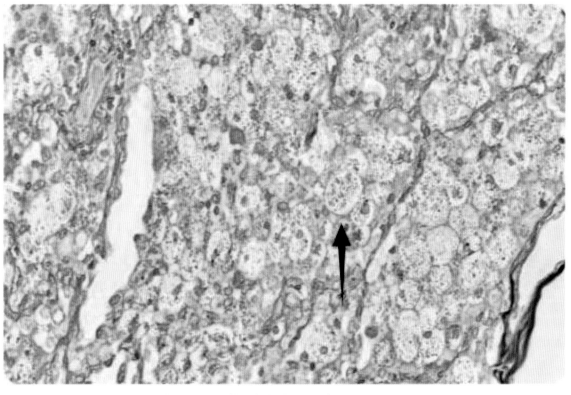

▲ 图 4-15　肺组织切片可见大小不等的泡沫样巨噬细胞内外阳性杆菌（六胺银染色，400×）

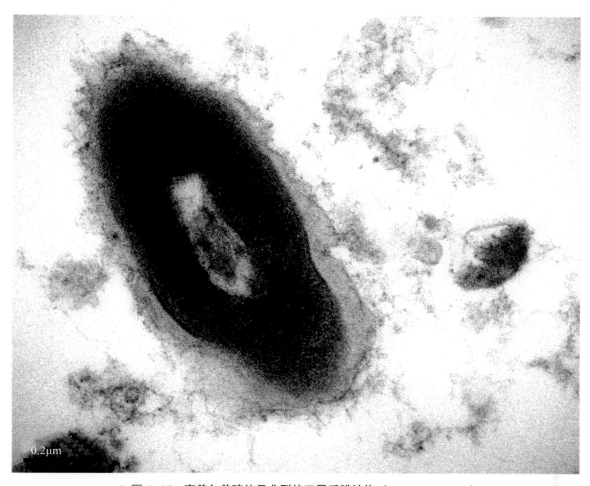

0.2μm

▲ 图 4-16 惠普尔养障体呈典型的三层质膜结构（TM，100 000×）

六、诺卡菌

诺卡菌为临床少见病原菌，环境中普遍存在，属机会致病菌，导致免疫功能低下者感染，引起化脓性肺部感染、溃疡和多发性瘘管，也可扩散到其他器官，引起脑脓肿、腹膜炎等。有研究表明，诺卡菌也可导致免疫功能正常患者感染，在免疫低下或非免疫低下的情况下，肺部均是感染诺卡菌的主要靶器官。诺卡菌病临床表现不典型，这也加大了临床对诺卡菌病的诊断难度。形态学在诺卡菌感染诊断中的作用：痰涂片或灌洗液检查时，标本太浓稠、诺卡菌多分布在脓液里，不易着色，或造成染色阴阳不定。诺卡菌呈成对成簇丝状分枝杆菌，多穿插在中性粒细胞间，直角分支等形态特征；诺卡菌生长缓慢，培养常常会被优势菌所掩盖，导致诺卡菌不易被检出，甚至漏诊；常规形态学检查操作简单、快速，不需要特殊仪器，短时间内就出报告，诺卡菌有其独特的形态特征，具备较强的形态学诊断能力，就能尽早给出提示。具体见图 4-17 至图 4-21。

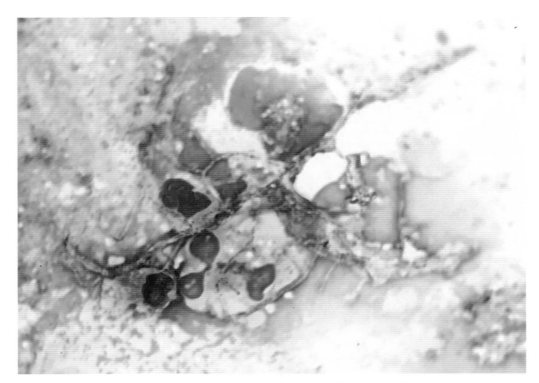

▲ 图 4-17 肺泡灌洗液中的诺卡菌，不易着色（瑞特 – 吉姆萨染色，1000×）

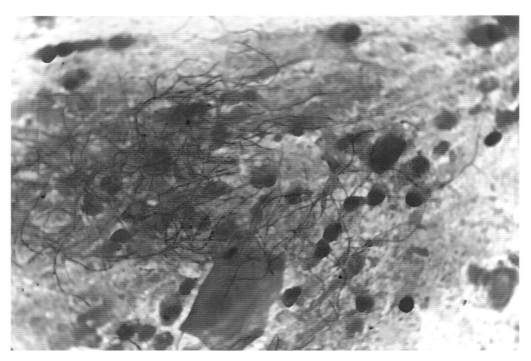

▲ 图 4-18 诺卡菌分布在脓堆里，排列紊乱，成团分布（革兰染色阳性，1000×）

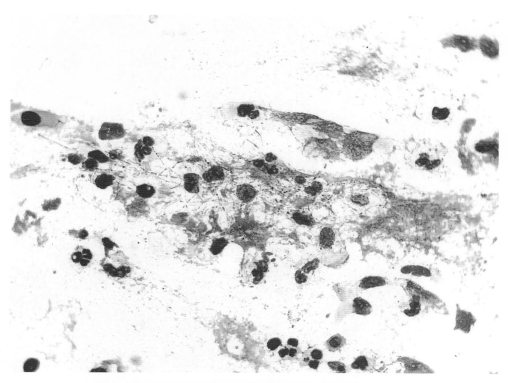

▲ 图 4-19　呈弱阳性的成团分布的诺卡菌（弱抗酸染色，1000×）

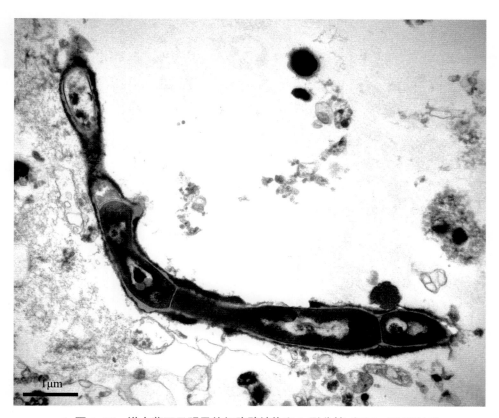

▲ 图 4-20　诺卡菌可见明显的细胞壁结构和 L 形分枝（TM，20 000×）

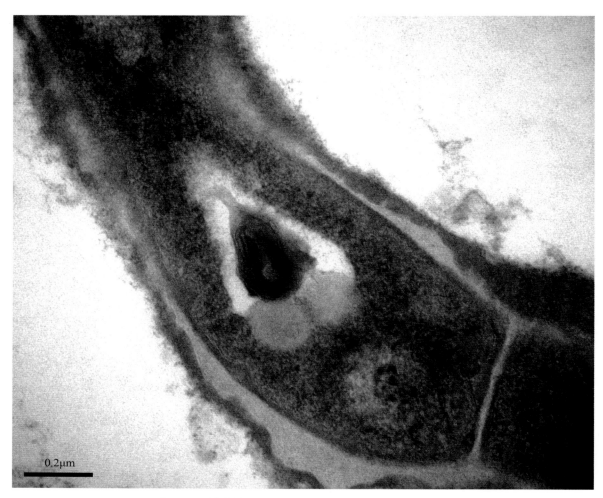

0.2μm

▲ 图 4–21　诺卡菌可见明显的细胞壁结构（TM，100 000×）

后 记

　　电镜在体液细胞形态学中的应用，弥补了常规检查对细节认知的不足，对肿瘤的诊断及疑难案例的诊断和分析有着重要的作用，不积跬步无以至千里，本书仅是一个引子，希望更多的形态学专家们加入进来，让电镜形态学更丰富、更具体，也为形态学增添一个新的角度去认识细胞。

　　默默努力的日与夜，虽然大家工作都很辛苦，但探索的过程非常快乐，我们相信功夫不负有心人，念念不忘，必有回响。

　　希望本书能为形态学的发展尽一丝绵薄之力，也希望本书成为各级医疗机构检验科、独立实验室检验技术人员、检验教职人员，以及临床医生工作和学习的参考用书。

　　由于编者水平和经验不足，书中难免存在疏漏或不妥之处，敬请广大读者和专家批评指正，以便后续再版时加以补充和完善。

　　致所有信念坚定且默默耕耘的形态学工作者。

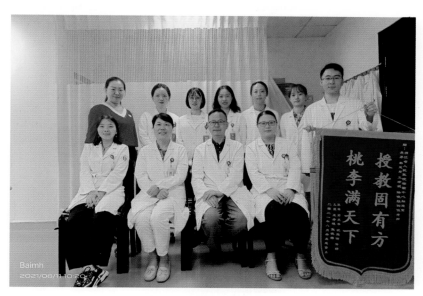

浙江省人民医院进修合影

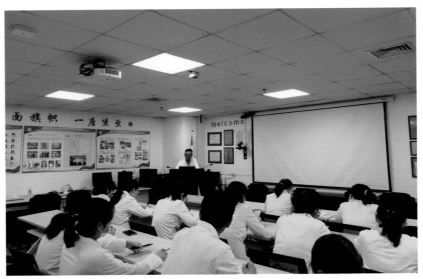

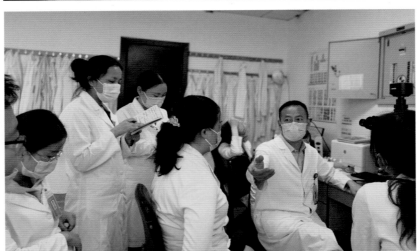

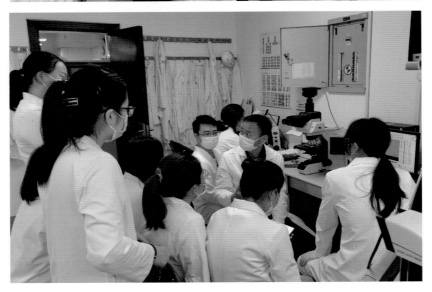

吴茅教授在给学生们上课

本书在编写过程中获得浙江大学电子显微镜中心（生命科学分部）的大力支持，在此表示感谢！40多年来，浙江大学电子显微镜中心（生命科学分部）已发展成为国内一流的生物微结构分析平台，在动植物及微生物超微结构、病毒形态结构、医学病理电镜诊断等方面积累了丰富的经验，建立了生物材料超薄切片、冷冻超薄切片、电镜结合免疫胶体金标记、荧光标记定位、电镜细胞化学、电镜快速诊断、扫描电镜表面结构及成分分析等相关技术。

该实验室拥有4台120KV透射电镜、1台冷场发射高分辨扫描电镜、3台钨灯丝扫描电镜、2台扫描电镜能谱仪、3台激光共聚焦显微镜、2台荧光显微镜，同时还配备多台常温超薄切片机和冷冻超薄切片机、免疫金标仪、离子溅射仪、临界点干燥仪等一系列先进的样品前处理设备。被评为教育部"高等学校仪器设备和优质资源共享系统"的生物电镜示范机组，并被浙江省科技厅挂牌"浙江省电子显微镜中心（生命科学分部）"，作为浙江省重要的仪器共享单位，以开放共享的理念，面向省内外高校、科研院所、医疗单位、企业，提供专业、优质、高效的服务。

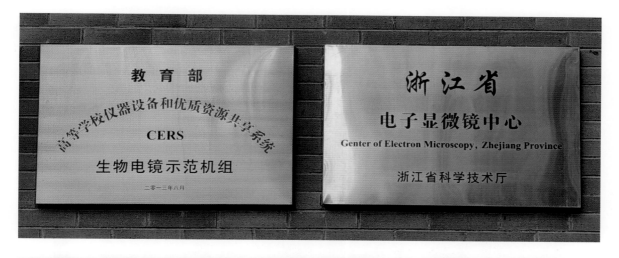

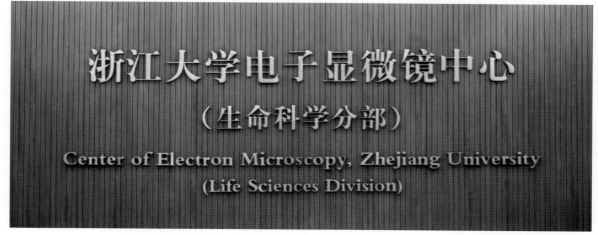

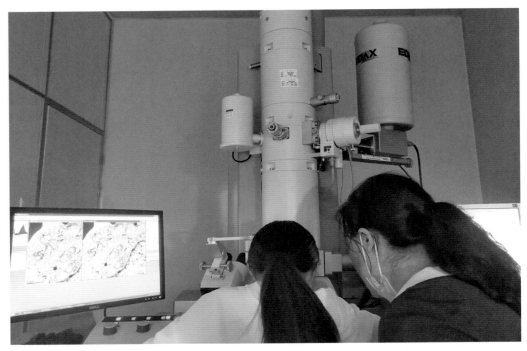

本书主编在浙江大学电子显微镜中心（生命科学分部）进行电镜图片拍摄

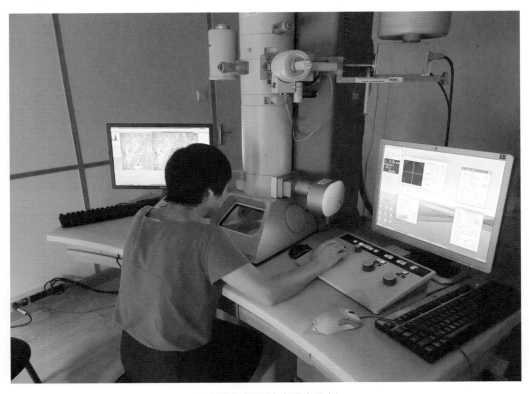

正在进行超微结构观察分析

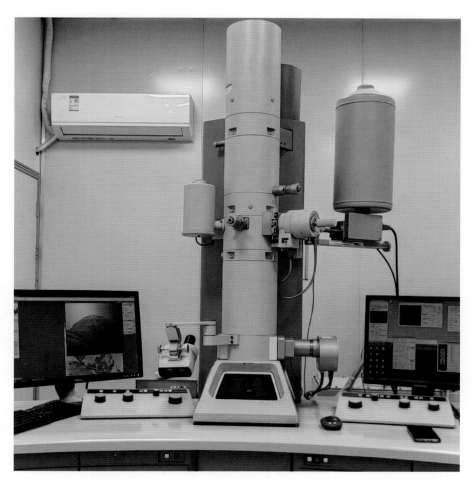

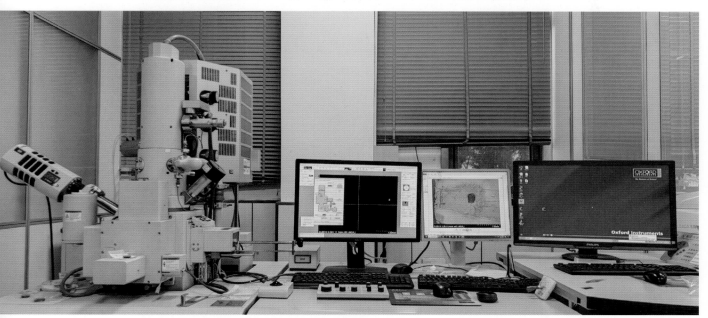

显微中心部分仪器设备展示

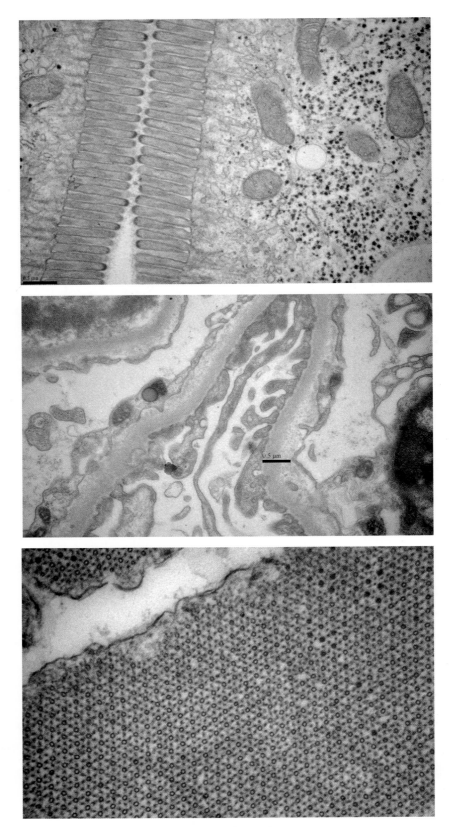

超微结构观察分析展示

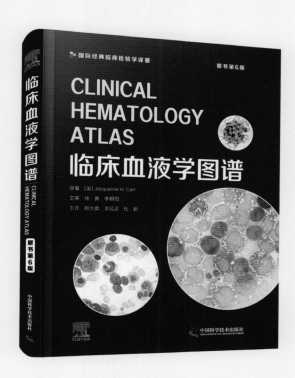

原著　[美] Jacqueline H. Carr

主审　徐　勇　李朝阳

主译　顾大勇　李延武　杜　新

书号　ISBN 978-7-5046-9746-2

定价　210.00 元

出版社官方微店

　　本书引进自 ELSEVIER 出版社，是一部全面的形态学图谱，为全新第 6 版，在第 5 版的基础上优化和增加了新内容，同时还按照全新的 WHO 诊断标准修订了部分分类及知识点。全书共五篇 24 章，内容涉及外周血涂片的制片及染色、血细胞发育的特征、各系血细胞不同阶段的形态学特征等，同时结合电镜与光镜图片的对比及示意图，便于初学者理解和记忆，包括红细胞的异常形态和特殊结构用于疾病的诊断，白细胞的异常形态、白细胞过度增殖及异常与血液疾病的关系，特殊细胞的呈现，集落刺激因子使用后的形态学变化，新生儿血液的形态学特征和体液细胞形态学概略等。本书涵盖了血液细胞形态学及体液细胞形态学，可作为形态学入门及广大形态学爱好者的实用参考书。

相 关 图 书 推 荐

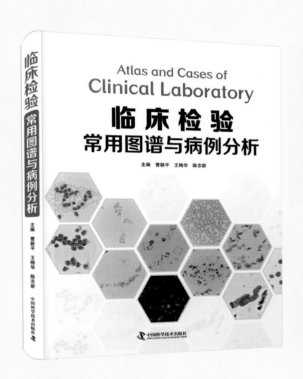

主编　曹颖平　王梅华　陈志新

书号　ISBN 978-7-5046-9447-8

定价　128.00 元

出版社官方微店

　　本书是一部实用的临床检验参考书，全书共 6 章，内容涵盖血液、尿液、排泄物、分泌物、穿刺物及引流液形态学，还有寄生虫、微生物等其他少见类型的形态。本书图文并茂、通俗易懂，并结合临床病例展示了血细胞、体液细胞、寄生虫、病原体等大量形态学图片，旨在为广大临床检验人员及医学院校师生在形态学检验上提供帮助，尤其适合医学院校检验医学专业的初学者、基层医疗机构的检验同行参考阅读。